JN195497

地域医療お届け隊でござる

上野山医師と仲間たち
山を走る，転がる

上野山庄一
犬塚久美子 著

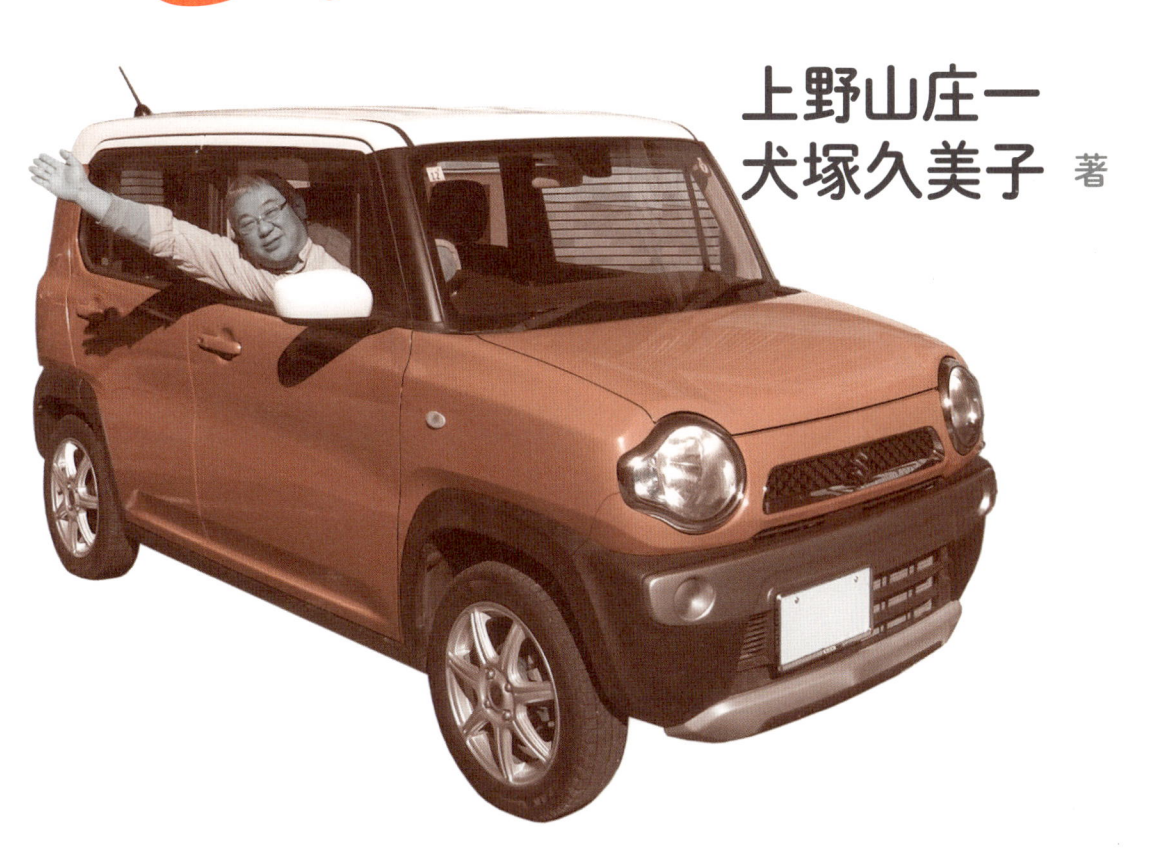

看護の科学新社

はじめに

　私たちが，静岡県浜松市の中山間地である天竜区で，医療介護連携協議会の活動をはじめて10年になります。最初はこんな山奥で何ができるのか，目的も方法も混沌とした中で始まりました。しかし地域住民のために今やれることは何なのか少しずつわかってきたような気がします。不便な山間地で天竜区の住民たちは不利な環境に抗って一生懸命生きています。この人たちの不安を取り除き笑顔にしたい，ずっと天竜区に安心して住みつづけてもらいたい，この思いは最初から変わっていません。

　この本を手に取る人たちの中には同じような思いを持っている人もいるでしょう。私たちが試行錯誤でやってきたことはあくまで1つの方法であり，他にもいろいろな方法があると思っています。この本の内容を参考にしてその思いをまず表現してみてください，できることからはじめてみてください。一歩進めば景色もかわり，次の道しるべが出てくるでしょう。

あたご診療所　院長　上野山 庄一

目　次

表紙デザイン / 本間 公俊

第1部

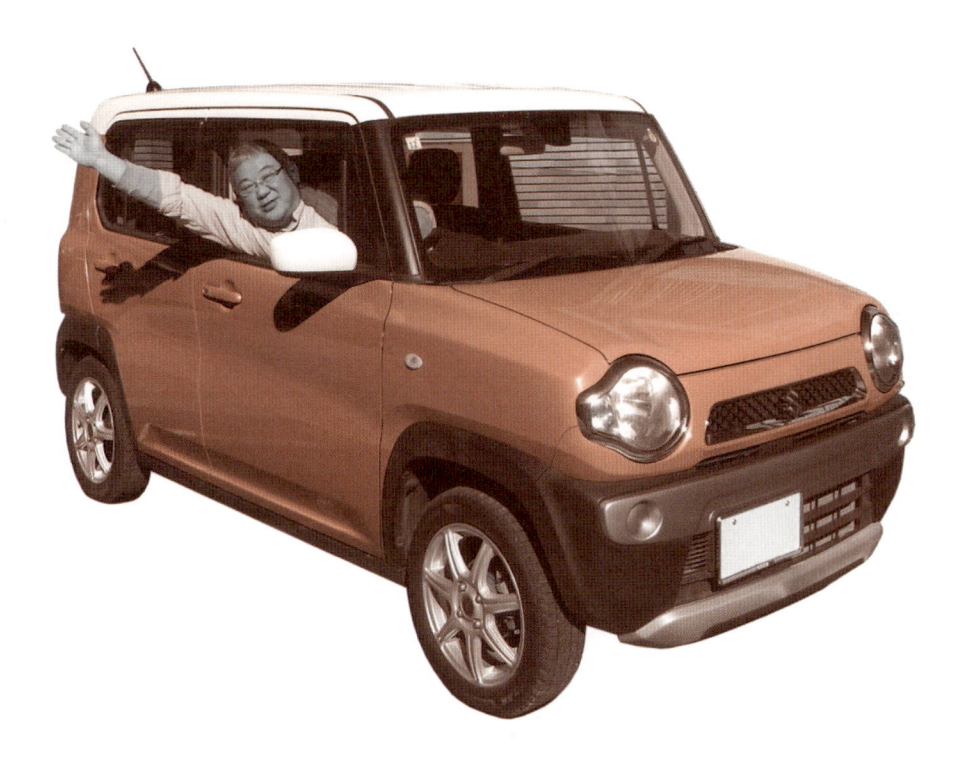

1章　地域の概要と
活動のはじまり

活動する地域は最先端の医療脆弱地域

　　浜松市は，人口約80万人（全国第16位），面積1,558km^2（全国第2位）を有する静岡県最大の政令指定都市です。私たちの活動地域である天竜区は面積944km^2，浜松市全体の61％を占める広大な地域です。森林地帯は面積の71％の中山間地です。人口は約25,000人，高齢化率は46％です。広大な土地に高齢者を中心に少数の住民が暮らしています。区内に公立病院が1か所，民営病院が1か所，内科を中心とした診療所が15か所（そのうち2か所が僻地指定診療所），地域包括支援センター2か所，訪問看護2か所などで住民の健康を守っています。

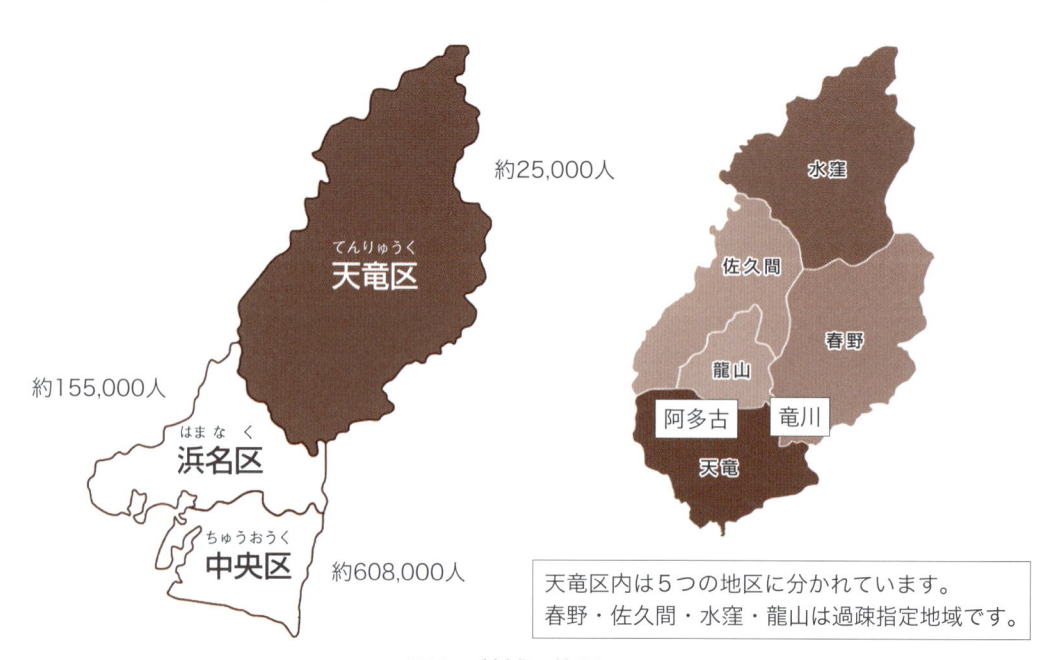

約25,000人

てんりゅうく
天竜区

約155,000人

はまなく
浜名区

ちゅうおうく
中央区　　約608,000人

水窪

佐久間

春野

龍山

阿多古　　竜川

天竜

> 天竜区内は5つの地区に分かれています。
> 春野・佐久間・水窪・龍山は過疎指定地域です。

図1　地域の状況

表1　天竜区内も地区によって特徴があります（人口・高齢化率は流動的であり概要です）

地区	面積	人口（約）	高齢化率	医療機関
春野	252km^2	3,500人	48.3%	民営診療所　5か所 地域全体に集落が点在 どの地区も診療所までは遠い
龍山	70km^2	400人	70.2%	公設民営診療所　1か所 住民は中心部に集まって居住 高齢者が圧倒的に多い
竜川	45km^2	1,000人	57.5%	民営診療所　1か所（2024年閉院） 所々に集落を作っている 地区への新規加入者が少数いる
阿多古	88km^2	3,900人	40.7%	民営診療所　1か所 県道に沿って集落が点在している
水窪	271km^2	1,600人	56.1%	民営診療所　2か所 全体の96％が森林，天竜区の一番奥，中心部には生活に必要な商店などがある
佐久間	138km^2	2,600人	55.0%	公設病院　1か所 病院付近に公的機関があり居住者も多い 病院は北遠全体の医療を支えている

　どの地区も医療の課題は，人口減や医師の高齢化により診療機能が急速に衰退していることです。中山間地では今後も人口の減少や少子化が進み，新たな医療機関の開設は期待できないのが現状です。現在ある医療機関の連携を含め，地域包括ケアシステムを深化させるなど医療体制を維持する支援が喫緊の課題となっています。

　この地域は日本に昔からある懐かしさを覚える里山の風景が広がっています。人々は居住地を大切にして，愛着を持って暮らしています。平野の周辺部から山間部に至るまとまった平坦な耕作地が少ない地域であり，山地の多い日本では，このような中山間地域が総土地面積の約7割を占めています。多くは美しい景観や伝統的な文化などの資源が受け継がれ，人々が大切にその地を守り暮らしています。天竜区も大部分は森林地帯で，長らく主要産業は林業でしたが現在，林業も衰退の一途をたどり昔は林業で栄えた商店街もひっそりとしています。このような所に住む多くの人々が抱える課題はどこも同じで過疎化，高齢化，産業の衰退，公共交通機関の撤退，医療・介護・買い物難民などです。

　他の地域の近未来図だと思い，一足先を行っている私たちの活動が何らかのヒントになると考えて，今できることに取り組んでいます。

活動はこのように発足した

　私たちが活動を始めたきっかけは，浜松市が「在宅医療の推進」を掲げたことでした。

　チームのリーダーである「あたご診療所」の院長 上野山庄一医師は「天竜区の在宅医療の実態はどうなのか」と考えた時，まったく情報の開示がなく，何もわからないことに気づいたのです。

　「あの診療所は往診をしているらしい」「看板には明記していない」「かかりつけの人は診てくれるらしい」「裏からこっそり聞いてみたら」など噂程度の情報しかありませんでした。実態はどうなのか，この地域ではどのような医療を提供しているのか皆目，見当がつきません。調べてみなければ正確なことはわかりません。

　平成26年に浜松市の委託を受けて「天竜区在宅医療介護連携協議会」を開設して多職種連携事業を行うことになりました。企画推進を担うコアチームは天竜区在宅医療支援チーム（Tenryu Zaitakusien Team，通称 TZT）です。メンバーはリーダーの上野山医師，コーディネーター，看護師，事務，地域包括支援センター職員も加わっています。毎月1回の定例会議で年間計画に沿って企画，実践，評価を行います。まず取り掛かったのは地域の医療提供状況の実態を調査することでした。

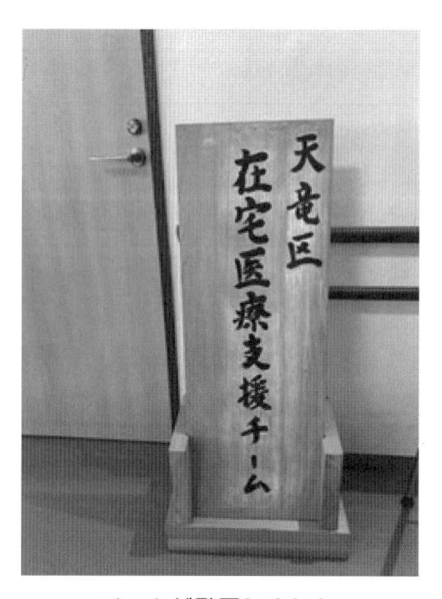

チームが発足しました

活動のプロセス

住民を動かす→住民の考えを知る，情報収集
　　自治会を巻き込み飲み会「飲んで騒いで何でも喋る」
　　　　　　　食べ会「おむすび＋豚汁」「餅まき大会」で何でも喋る

エビデンスを作る→説得力をつける
　　調査によってやろうとしていることの真偽を確かめる
　　　量的調査「地域全体の意思確認」＋質的調査「具体的な声の集積」

多職種との連携
　　地域活動は多職種連携で行う
　　自らが学習して目指すことについての最新の知見を学ぶ
　　　「専門家の講演を聞く」＋「テーマに沿ったグループワークでの討議」

行政の力を借りる
　　財政基盤の確保
　　　「住民の考え」＋「エビデンス」＋「多職種の意見」による提案

やるべきテーマについての計画立案・実践・評価
　　実践は1つの地区で小さなことから進めて成果を検証する
　　成果があったことを次の場所に広げる　これを繰り返す

活動結果を可視化（冊子にまとめる）して公表し活用してもらう
　　目に見える形にすることで関係した方々に納得してもらえる
　　他で活用する資料として使える

"ずっこけエピソード" A

活動のリーダーはあたご地区で唯一の診療所の院長である，上野山庄一医師です。地域医療に全力を傾注して人々の医療を守っています。地域に溶け込み，地域の人々の生活や健康状況について何でも知っています。

このチーム上野山はどこまでも前向きでガハハハッ！ 精神で何事にも弱音を吐かず，やってみることを信条として，山暮らしのじいさん・ばあさん・少数の子どもにも愛され頼られ，なくてはならない医師です。この人に診てもらって元気をもらい今日も明るく生きています。

"ずっこけエピソード" B

ある日，一緒の車に乗って夜道を走っていました。街灯もない田舎道で前を走る車をみて，

「○○さんの車だ」「この時間なら仕事の帰りだ」「そこの角を曲がるよ」と。

「よくわかりますね」

「うちの患者さんの家だからね」

患者さんの情報は家の様子から家族，近所の方との関係まで何でも知っています。隠し事はできません，何でもお見通しです。住民と共にあってこその地域医療が揺るがない考えです。

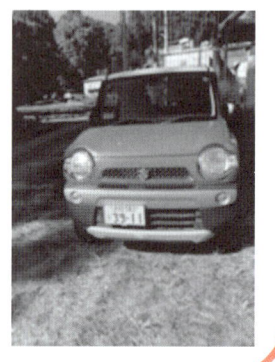

2章 多職種を育てよう
新しい知見を学び，地域の課題を討議する

多職種連携でやってみよう

　活動は地域の多職種と連携して行っています。内容は講演会による知識の習得と地域の課題をテーマにしたグループワーク討議で構成しています。討議は多職種の意見を聞き，活動に活かす貴重な場であり大切にしています。

多職種の知識習得の場である講演会

　多職種が地域の現状を把握して課題に取り組むために最新の知見を学ぶことを目的の1つにしています。深く学ぶために数年間は継続したテーマを決めて講師を招いて学習をしています。最近のテーマは中山間地に必要な「健康格差対策」としています。講演会後には参加者によるグループワーク討議を設定して地域の課題と最新の知見を合わせ，何ができるかなど多職種の意見を聞いて実践に活かせる内容にしています。グループワーク討議では職種間の連携についても討議します。これが2つ目の目的です。

地域で取り組むテーマの学習

　地域包括支援センターが主催，連携して地域で必要な最前線で実践できることを考えて討議の場を設定しています。最近の4年間は「ACP（Advance Care Planning）人生会議」をテーマに段階的にさまざまな学習（理論・事例検討・自己学習・実践例など）を行い，現場で実践，評価をしています。

活動報告会「中山間地の医療・介護を考える会」

　TZT（Tenryu Zaitakusien Team）の活動報告会を通して，多職種が地域の実態と課題を共有して対策を考える会を開催しています。さまざまな調査結果を公表して活用してもらっています。

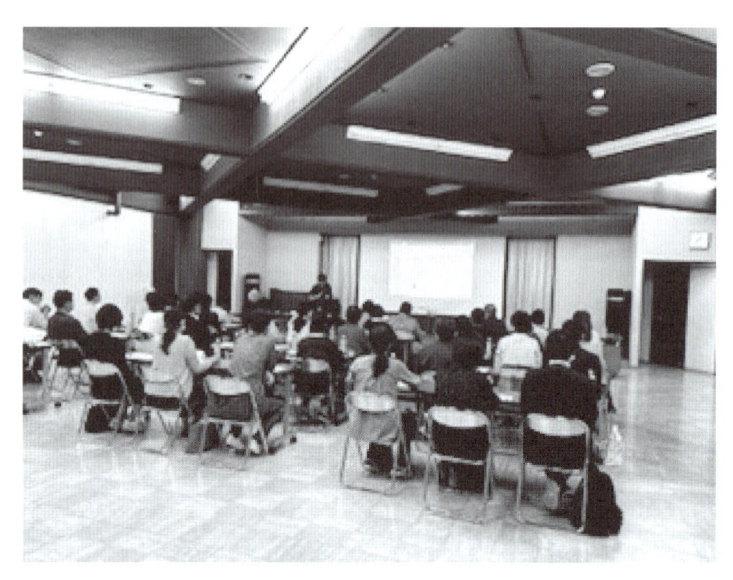

カンファレンスは多職種の意見を聞く大切な場です

"ずっこけエピソード" C

　診療所チームで地域の駅伝競走に参加していました。

　練習は午後が休診の日。見るからに速そうな看護師さんは軽やかに山道を走っていました。

　「先生も練習しているのですか」

　「もちろんです」

　それを聞いて山道を車で通る時は先生の練習風景を探しました。

　見つけた時はいつも一休み中。

　走る服装で休んでいる時しか見ていません。

　きっと人が見ていない時にゆっさ，ゆっさと練習に励んでいることでしょう。

「多職種連携講演会の実際」1

概要

テーマ：在宅ケアと看取りから学んだ　人生100年時代の健幸学

講師：中村伸一医師　　おおい町国保名田庄診療所所長

　　　　　　　　　　　全国国保診療施設協議会副会長

　　　　　　　　　　　NPO 法人 J-HOPE 理事長

・実践から「利他的行為が自分の利益に」「情けは人の為ならず」真の意味は何か。

・健康とは「たとえ病気や障害をもっていても，いきいきと生きている，生きようとしている」がピッタリくる。末期の患者とのかかわりを通して人は末期でも健康でいられるかもと思った。

・「幸福感と自己決定 ── 日本における実証研究」から，日本は幸福度指数が低い国，人生満足度の1位はコスタリカ，家族や地域との強いつながりがあり，仕事と日常生活の調和（ライフワークバランス）がとれている，兵士よりも多くの教師をと軍隊を廃止して公共事業に投資した，再生可能エネルギーは99％。日本は幸福度75位，学ぶことが多くある。日本では福井県が幸福度ランキング1位，生活習慣力・地域絆力が高い。

・健康に関係する「ソーシャルキャピタル」寿命に影響する要因「つながり」「笑顔」を意識しよう。

・考え方としてポジティブ：ネガティブの黄金比率は3：1を意識しよう。

・お世話する人は誰がよい，配偶者によるお世話「仲のよい老夫婦症候群」
　介護サービスを利用することが危機を救う。

・感謝の訪問：感謝の手紙を書き，目前で読み上げることで幸福度が上がり，抑うつ傾向が減少した。

・強みを生かす効果：自分の強みを知り，新しい行動で活用する。

・寝る前に3つ，よいことを挙げ，なぜそれが起きたか書く。

・人生100年時代に向けてより多く幸せを感じるには「情けは人の為ならず」「地域の絆が健康長寿の鑰」「笑顔が幸せの第一歩」「ポジティブ：ネガティブは3：1がベスト」「3つのよいことを挙げる」「強みを活かす」「将来，愛情を受けるため，今，愛情を注ぐ」

・実践経験を通しての講演で人は幸せを感じながら100年を生きて，幸せな人生を終えることができる。そのために何を意識しながら生活すればよいか，ヒントを得た。

・人と人との接し方は相手を尊重する。余命半年とわかったらやることをスタートする。

・人生会議の真髄を学んだ。人生会議手帳の使い方は向く方，向かない方がいるので慎重に考える。

　同じ内容で会場を２つに分けて行いました。面積が広く会場が遠いと参加者が減ります。近い会場で多くの参加者が集まることを念頭に開催しました。

参加者のアンケート結果
目的の理解度

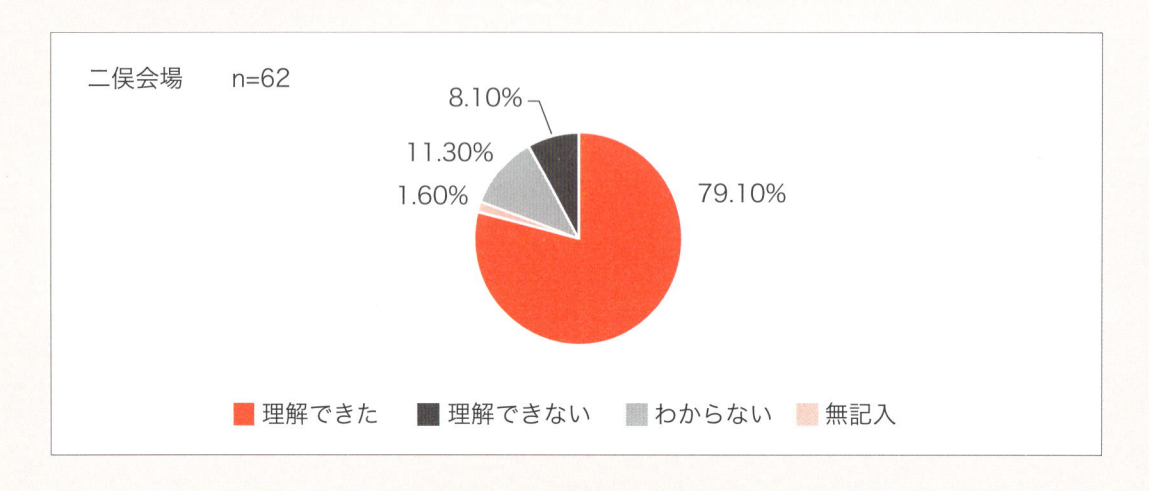

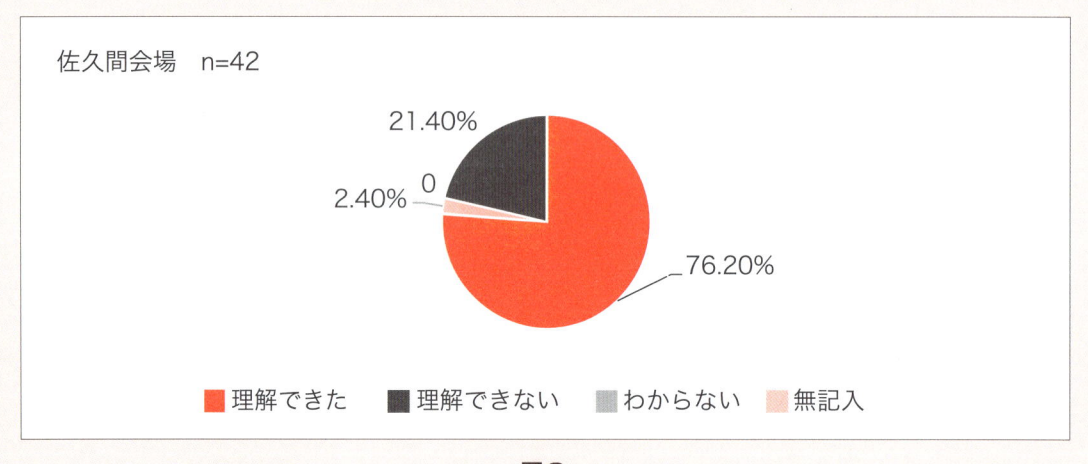

図２

　両会場で77％の方が「理解できた」と回答した。設問では「人生会議手帳を使って今後のことを話し合う意義」を問うたが，講演内容では直接，人生会議手帳や今後についての考え方などの話はなかった。参加者は人生会議手帳の目的を理解した上で実践の中から手帳を使用する意義を見出すことがしにくかった方に「無記入」や「わからない」が多い結果からも推察できる。一方，77％の方が「理解できた」と回答しているので手帳の使い方そのものは以前から学習で習得しているので，講演から人生の終わり方を考えている，多職種には積み重ねの学習で人生会議手帳の目的が浸透しつつあると判断できる結果となった。

人生会議手帳を普及させる方法

【二俣会場】

- 押しつけないで生活の中で，家族などの近い人自然に語るとよい，講演会でも手帳は向き不向きがあると言っていた（15）
- 住民レベルの講演会や研修会を広める（7）
- 全世代を対象にして子供や若い人など小さいうちから，元気なうちから始める（7）
- ドラマ仕立て，ショートムービーなどが分かりやすく，受け入れやすい（3）
- 長い時間をかけてと地道に広める（2）
- 手に取ってもらえる場所に置く（2）
- 入院をきっかけに説明する（1），入院時は適切でない（2）
- 説明者が書いてみると説明しやすい（2）
- 事例を使う，物語にするが理解しやすい（2）
- 民生委員など近い方から伝えてもらう（1），ポジティブな考え方で専門家が伝える（1）
- 待つ姿勢ではなく，出向いて広報する（1）
- わかりやすい内容にする（1）

【佐久間会場】

- 地区会合，シニアクラブ，老人会などあらゆる機会を通じて広報する（5）
  話す方は研修を受けた民生委員などが適任。
- 公共の場，人が集まる場などに置いて興味のある方に渡す（3）
- 無理に押しつけない，主体的に知りたい方に薦める，個別性を重視する（3）
- 事例を提示して話し合う（2）
- 役場の待合室などでビデオを流して認知してもらう（1）
- 広い世代を対象とした講演会，生徒や父兄など（1）
- 地道に広める（1）
- 説明できる人が身近な家族などに伝えることから始める（1）
- 堅苦しくなく，生活を振り返る感じでやってみる（1）

まとめ

- 人生会議手帳の普及については性急に考えず，さまざまな方法で地道に啓発する。
- 押しつけにならないように家族などの近い関係の人が自然な流れで伝えるとよい。
- 住民レベルの小さな講演会を開催して伝えていく。
- 終末期が近づいてからでは時期がよくないので元気なうちの若い世代（子供世代）から計画的に勧める。
- すぐ目に留まるように公共の場に置いておく。
- 物語を映像にしてわかりやすくして見てもらえるような工夫する。

12

仕事への姿勢

・両会場とも仕事に対する姿勢を変えるという意見が多かった。

・難しい話であり相手の心情に配慮して慎重に取り組むことが重要。

・多職種で連携して取り組む。

・人生会議手帳については向き不向きがあるので一律ではなく，自分たちの学習会や意見交換の場を作り理解を深める。

・性急に普及ではなく，地道に継続して啓発活動を行う。

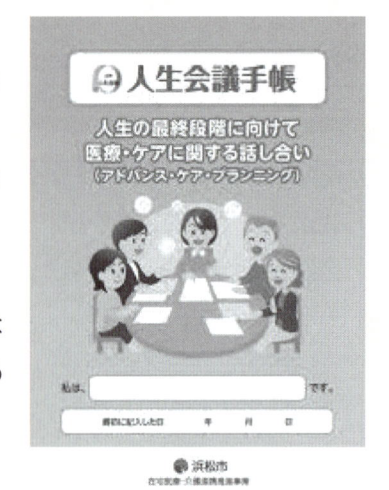

図3　浜松版　人生会議手帳

講演の感想

　感動を表す言葉が並んだ，講師の経験による実践の講義だったので聴衆の心を動かした。人生会議手帳が全面に出たものではないが，事例の裏にある人生の終わり方について深く考えることができた。

　アンケートから普及させる方法や仕事への活かし方について考えることができ，目的は達成できたと思う。

　ACP（Advance Care Planning）研修を段階的に進めているが4年目として実践論を学び，個別性と底に流れる個人の主体性を大切にしながら手帳を使うメリットを再認識することができた。

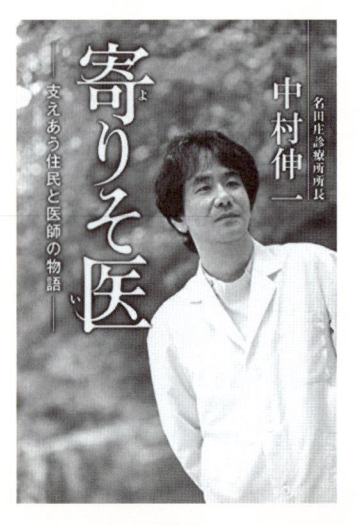

図4

「多職種連携講演会の実際」 2

概要

テーマ：中山間地の健康格差対策〜医療・介護従事者にできること〜

講師：近藤克則先生　千葉大学予防医学センター教授

グループワークの意見

デジタルの活用

・タブレットは音声入力を使えば何でもできる

・Wi-Fi などネット環境を整えることが先決

・オンライン診療利用者の意見「サービスから取り残されると思っていた，有難い」

・80歳代のヘルパーが LINE を使える，高齢でも教えれば使える

・タブレットの無料，貸し出しなどの制度を作るとよい

男性の参加を増やす

・防災・お祭り・アルコールを出すという声かけで男性が参加した

・就労はシルバー人材としての登録を勧める

・就労している方も多いから参加できる時を待つ

リーダーの発掘

・次のリーダー確保に向けて50歳代から70歳代の方への教育が必要

・退職したらすぐ社会参加できるか不安，リーダー格の人がうまく引き出してほしい

・おせっかいさんを見つけて育成する，公募してみる，育成は役割を遂行してもらう。
　弁当作り，配達など

・高齢者同士の教え合いはプライドがあり難しい「年齢が近い人から教わるなんてと言う」
　上手にやれる方法を考える

・昔，やっていた仕事に関する内容だと教えやすいので経験を活かす人選をする

家から出たくない人

・誰かが訪ねて行く関係はできている

・社会参加の必要性は理解できるが，誘っても断られる。医師が「社会参加処方」をしてく
　れるとよい

・参加者は毎回決まった人，渋る方には前日に電話する，迎えに行く

・興味のない人への促しが課題

地域内にも健康格差がある

・天竜区内でも地区によって抱える問題が違う

・地区ごとのデータを出して分析する，北遠の地区は団結力があるが二俣などは他人事

・水窪は住民の団結力が強い，二俣などが中途半端で動きが鈍くまとまりにくい

・社会全体の流れに乗って地域を動かしていく時かもしれない

・中山間地でも一軒で離れていると疎外感が強い

・しっかりやっている団体は大きな効果が出ている，見本にしたい

行政との関係

・住民との距離がある，住民からは情報が届かないという声が多い

・浜松市の情報を開示してほしい

・市はこういう会にも全ての部署が参加する姿勢が必要ではないか

個人の意見

社会参加

・認知症・うつ・防災など多くが社会参加と関連しているとわかった

・介護予防だけでなく生活する中で健康を維持できる方法を見つけたい

・社会参加が介護予防・健康対策に効果的である

・フレイル・介護予防には運動のみならずボランティア・就労などの社会参加も大切

・スポーツ・趣味・活動・人との交流が有用であることを知りそのような場を作りたい

・健康格差は地域環境で変化できる，わが町，みんなで頑張ろう

・孤独・うつ・認知症，これからに絶望していたが少し光が見えた，地域でできることがありそう

ソーシャルキャピタル

（コミュニティの構成員がネットワークに参加することで得られる相互の信頼感・互助意識・サポートなどの資源）

・素晴らしい財産だと思う

・大切さが認識できた，多職種が連携して工夫することで地域共生社会に貢献したい

・環境や生活を変えることが健康につながることを意識して仕事をしたい

・人的・物的環境を整えて人々が気づかないうちに健康になる町づくりができれば健康的に過ごせる

・人との交流でうつ病が減り健康になると知ったそのような視点を持って関わりたい

0次予防（環境への介入）

・とても印象的で新しい視点であった

・知らない間に健康になれるような環境を作る，やってみたい

データ収集と分析

・データ収集と分析，実施，評価も忘れずに面倒がらず丁寧に行う

・データを使うことの意味と重要性を学んだ

・社会参加，コミュニティの状況把握の重要性がデータで確認できた

・事象には原因と理由があり，それを深く掘り下げて考える

天竜区

・天竜区として何らかの取り組みができたらいいと思う

・天竜区を知り，自分ができることを考えたい

・豊かで幸せな中山間地域作りをしたい

自身の変化

・自分も何かできることがあるのではと少し意欲がわいた

・地域や社会を広く捉えて自分事として考えたい

・視点を変えて見る，行動する，プラスの視点で考える，一方的な見方をやめるなど，多く
　の学びがあった

グループワーク

・多職種の方との交流，意見交換が有意義であった

・学びを共有できて有意義であった。今後，実践できそうな意見を聞けた

・久しぶりの GW は多くの方の意見が聞けて参考になることが多い

まとめ

1．講演・グループワークを通して健康格差対策の手掛かりとなることの習得ができた。
　「デジタルの活用」「男性の参加」「リーダーの育成」「家から出たくない方への促し」「地
　域内にもある格差の是正」などについて討議ができた。

2．個人の意見では健康格差対策として「社会参加の重要性」「ソーシャルキャピタルの構
　築」「0次予防」など知見を得て，視点を変えて事象を見ることを学んだ。

3．天竜区に住むだけで健康になる町作りを目標に多職種が連携して住民と共に小さな活動
　を積み重ねたい思いを強くした。

「多職種連携事例検討会」

概要

テーマ：本人の意思確認ができないまま自宅で最期を迎えた事例検討

　　　　～キーパーソンが専門職の介入を拒む～

提案の理由

この事例は，Aさん本人の希望が叶えられた最期であったのか疑問に残る事例だった。適切な時期に人生会議手帳を使っていればどうだったのか考えたい。

情報

・Aさん90歳代・女性・要介護5
・疾患名：アルツハイマー型認知症，脱水症・誤嚥など
・家族構成：長男50歳代との二人暮らし，子供は長男のみ。相談できる身寄りや友人，近隣付き合いはない。近隣に自身の妹がいるが長男との折り合いが悪く関りはない。
・考慮すべき事項
　長男は母親が年老いていくことの受け入れが出来ず，緩慢な動作の母に怒鳴ることがあった。施設入所を提案したが，「息子が心配だから，施設には入れない」と言い，入所に至らず，共依存状態であった。
　寝たきり状態となり，専門職のサービス導入を勧めたが，長男が拒否し，結局，介護サービスを利用せず，長男が自分のやり方で介護を続けていた。長男は母の介護が生きがいである反面，負担が大きく「一緒に死んでしまいたい」と言うこともあった。

経過

・2021年7月頃から食欲低下，9月頃からほとんど食べられなくなり発語もなくなった。長男は食事時，椅子に座らせ鼻をつまんで開口したときに楽のみで100～150mLの高カロリー栄養飲料を3時間以上かけて飲ませている。「とにかく食べさせないと死んでしまうから」「どのような手段をとっても1分1秒でも長生きしてほしい」「少しでもよくなってほしい」と話す。包括職員より「看取り」という言葉が出た時には異様に怒りだす。母の死を考えたくない，認めたくない思いが強い。一方，弱っていく母を見ることが不安になる。
・10月になり訪問看護が入る。るい痩が強く，末梢はチアノーゼ，褥瘡もひどく衰弱が激しく座ることの負担も大きい。
・死の前日，長男「看取りはわかるが自分は受け入れられない寂しい，点滴はできないか」

訪問看護師より「この状態では身体が点滴を受けつけず，かえって本人は苦しくなる」と伝えるが「このまま見ているのは辛い」ということで医師に相談，点滴をして翌日に死去，老衰であった。

事例検討のまとめ：A会場

1．Aさんの意思確認ができていればどうであったか

①どのような最期を望むか？

- ・Aさんの意思を確認して息子に伝えるなどチームアプローチが可能になった
- ・息子の目の前で最期について話し合えるとよかった
- ・もう少し穏やかな最期が迎えられた
- ・意思確認ができていれば息子の対応も違った
- ・Aさんの希望を優先する情報を得ることが何より重要
- ・考えたことがなかったかも
- ・迷惑を考えずに最期を迎えたいと思っていた
- ・医療者も含めた話し合いができれば望みがわかった

②どのような医療を望むか？

- ・必要な医療が受けられた
- ・息子は知識がなく自己流になった
- ・本当は病院に行きたかった
- ・最後の点滴もやらなくてよかった
- ・具体的にトイレに行けなくなったら施設に入れてほしかったかも知れない
- ・Aさんの希望を優先する医療の選択ができた
- ・経済面を考えて言えなかったのかも
- ・息子はサービス利用ができていれば母の死・看取りを受け入れた

③そばにいてほしい人は誰か？

- ・息子
- ・妹も対象となったかも知れない

2．Aさんが介護者と話し合いをしていたらどうか？

- ・Aさんの意思表示があれば「やってほしいこと」「やりたくないこと」がわかった
- ・話し合いができていたら家族が違う判断をすることがなかった
- ・息子に負担をかけるなら施設に入れる選択肢もあった

・ご飯は無理に食べたくなかった

・第三者も加わった話し合いができると違った展開になった

・妹との関係が入れば三者関係になりができた二人の精神的・身体的苦痛が緩和できた

・息子の負担が軽減するような専門職の介入

・息子の迷い・不安・パニックの受け皿ができた

人生会議手帳の活用時期

元気な時

・病気になったらメンタルも変化する

・子供と共有できるから元気な時

・理解できるうち・判断できるうち

・会話ができるときに

・認知症になる前

・きっかけは介護保険の支払い，年金をもらい始めた時など

・会議のタイミングは病気になった時や終末期の意見はなかった

手帳をどのように活用するか

・人生会議手帳が普及するとよい，自治会・サロンなどで使う

・書いてみることが大切

・動機付けが大切

・若い世代に広めて親の最期を考えるきっかけにする

・家族で一緒に考える機会を作る

・手帳の存在を知ってもらう

・専門職がわかりやすく説明する

・長男が手帳のことを知っていたら変わっていた

・家の片づけ・連絡する人・総読・保険・家系図（記入欄がほしい）などの情報も必要

・介護保険の申請時に説明する

・ケアマネの介入が大切

・手帳を書いてもらう立場の人にも覚悟が必要

・本人・家族両者に後悔がないように手帳を使う

・手帳の導入は年金受け取り・自動者の免許返納・子供の世話になる時・退職時など

・お薬手帳に記入するとよい

・積極的なアプローチをする

まとめ

事例の検討では話しあいによるＡさんの意思確認ができていなかったので結果として

Ａさん息子ともに身体的・精神的苦痛を受けることになった。話し合っていれば人間

関係についても調整ができ妹も参加して，第三者を入れて話し合うことができ状況は

変わっていたという意見が多かった。話し合いの時期については全グループが元気で

理解力があり話もできる時期で病気になった時や終末期はなかった。

手帳の導入時期については様々な意見があり，若い年代から機会をとらえて普及を図

ることの重要性が挙がっていた。

事例検討のまとめ：B会場

1．Aさんの意思確認ができていればどうであったか

①どのような最期を望むか？

・息子に心配をかけるから言えなかったのでわからないままその時を迎えた

・息子の母の希望を叶えてあげたい思いが実現できたかも

・ターミナルケアの方法を聞いてあれば従えた

・母親は息子のことを最優先で考えてしまうから本音を言えなかった

・息子に迷惑をかけない最期を望んでいた

・希望がわかっていたら叶えられた

②どのような医療を望むか？

・最期の看取りが本人の意思に寄り添ったものになった

・信頼できる社会資源を使えた

・本人の考えが分かれば息子の少しでも長生きしてほしい思いが現実的になる

③そばにいてほしい人は誰か？

・息子

・妹にも会いたかったかもしれない

2．Aさんが介護者と話し合いをしていたらどうか？

・息子が一人になった時の準備ができて安心できた

・サービスの介入があれば安心して死を迎えられた

・両者の精神的な落ち込みが少なくなった

・介護者に寄り添う人を探せた

・本人が決めたようにやってあげられ満足につながった

・息子に相談相手ができた

３．人生会議手帳の活用時期

元気な時

・夫が亡くなった時

・介護が始まった時，要介護５になる前

・認知症と診断された時

・施設入所を提案された時，意思疎通ができる時

・介護保険を使う時，ケアマネジャーに聞いてもらう

・60歳代なら受け入れるが90歳代では難しい

・介護申請時，手渡す人は「話し合ってください」の説明をする責任がある

病気になった時

・医師が患者の気持ちを知っていることが安心につながるので医師同席で話す

・医師など第三者からの提案がよい

終末期

　　この時期がよいとの意見はなかった

手帳をどのように活用するか

・終末期の考えを知る機会となるので普及が大切

・手帳は選択肢より自由記載で本人のナラティブがわかるようなものがよい

・手帳の存在を知らない，手に入れるタイミングがない，行政で一斉に配るなど考える

・自分のためだけでなく，家族や周りの人にも必要なツール

・コタツを囲んで和やかな雰囲気で話したい

・若いころから知ってもらう，小中学生の夏休みの宿題として聞き取りする

・本人世代から記入は難しい，子供世代へ伝えていく

・手帳を作ることが目的ではなく，多職種が共有することが重要

・手帳を使いにくい家庭へのサポートが必要

・手帳を渡す人を見極めることが必要

・SNS や YouTube，健康アプリなどで若い人に広める

・手帳は使うのが当たり前になるような仕組みをつくる

結果

・本人は息子に看取られ幸せだった

・大事な息子に看取ってもらえた，息子は最期まで看護できた二人にとっては幸せだった

まとめ

事例の検討では話し合いによるＡさんの意思確認ができていなかったので結果として
Ａさん息子とも望むような最期にはならなかった。第三者を入れて話し合うことができ
きれば必要な社会資源も使えてもう少し穏やかない看取りになったのではないか。息
子に相談相手がいれば心理的負担も軽くなったという意見が多かった。話し合いの時
期は元気で理解力があり話もできる時が望ましい，病気になった時の導入では医師の
参加を期待する。

手帳の普及については様々な意見があり，小中学生から機会をとらえて教えることの
重要性が挙がっていた。SNS，YouTube，アプリなどにも目を向けて考える意見があ
った。

人生会議手帳は使うのが当たり前の仕組みをつくることが大切という指摘があった。

同じ事例で2会場で検討した。メンバーが異なると見方が広がり，よい学びになった。

「多職種連携活動報告会」1

概要

「中山間地の医療・介護を考える会」〜TZT活動報告会〜

テーマ：春野地区・阿多古地区の住民調査から中山間地の医療・介護を考える

目的：調査結果を踏まえて多職種の今後の活動方針を考える

グループワークの意見

天竜区の強み

・他の地域と比べて連携やまとまりが強い，各種機関が少なくまとまりやすい

・集会が定期的に開催され多職種が話し合う機会がある

・情報発信量が多く地域の声を届けてくれるので理解しやすい

・住民同士の助け合いが当たり前のように行われている

・住民が気軽に利用できる地域の集会が開催されて啓発活動になっている

・あたご診療所は休日も電話が転送でき医師の声が聞けるので心強い

・あたご診療所があり患者も多職種も助けられているが当たり前だと思ってはいけない

・専門職の方が経験をもとにアイディアを膨らませ情熱をもって物事を進めている

・横のつながりが強い

課題

・医療に関して住民は心配がある，安心に変えられる方法を模索したい

・独居や家族が遠い方が増えることが予測される早めに対策を考えたい

・医師の訪問診療が少ない

・ヘルパーは利用者宅に行く機会も多く，医療を含めた情報を沢山もっているがあまり利用されていないと感じているのでもっと利用してほしい

・介護保険に限界があり，補完する方法が見つからない

・移動スーパーは幹線以外の地域には来ない，ここでも格差が生じている

・多職種（ヘルパー・薬剤師など）の働きを理解する機会が少ない

・この時代，せめて電波が届くようにしてほしい，通信環境の整備が遅れている

・歯科受診が大変，訪問歯科がない

・春野は医師も高齢化して午後は閉院，夜間も不在で連絡がつかず困る

・患者と家族が満足する支援のために必要なことを整えたい，入浴サービスなどが足りない

・退院指導に関して周りで話が進み当時者が置き去りの傾向がある

・あらゆる予防に関する意識が低い

・高齢者はタクシーの予約もできない，実態を知らない専門職もいる

・在宅療養を望むが支援が整わず自宅に戻れないのが現実

対策

・デジタルをうまく使いたい，アナログとの組み合わせが効果的である

・包括支援センターだけではなく，ケアマネやセラピストも参加できる場を作りたい

・介護状態になる前に自宅や近隣に運動する場を作り予防に力を入れたい

・医師同士のネットワーク作りができれば的確な情報交換ができる

・オンラインは魅力的で定着してほしいと思う，自分たちも学習する機会があれば使えるツールになる

・主治医の存在が大きい，かかりつけ医を持つように啓発したい

・他の地区の専門職の意見を聞くことも有意義

・薬のことは薬剤師に頼ってみるとよい

・介護施設に入所するとかかりつけ医とのつながりが切れる，入所後も相談できるつながりのために医療と介護をつなぐコーディネーターが必要

・在宅で長く生活するには家族完結型ではなく，地域全体で支える仕組み作りが必要

・薬局では地域に役立つように薬剤師がラインなどで相談窓口を設けているので，活用したい

・薬剤師は診療所に在庫しにくい薬剤の患者宅への配送に協力したい

・地域支援看護師の周知をしてほしい，時には一緒に活動できればよい

・天竜区に訪問看護が2か所，新規参加した継続には行政も含め支援を望みたい

・春野にもあたご診療所のような「かえるカー」の導入を望みたい

・住民の生活を支える介護は医療と同じに大切と認識してほしい

・交通手段は何としても守りたい

まとめ

1）多職種連携を強固にする

・天竜区の強みである多職種連携をさらに発展させるために今まで以上に集まる機会をつくり，課題解決につなげたい。

・多職種連携で複合的な問題を抱える人を支えるように個の事例検討も考えたい。
連携の検討の原点は一堂に会して意見交換をすること，検討の機会を今まで以上に作ってほしい。

・施設に入所したらそのままという雰囲気があるが在宅に戻る可能性もあるので支援体制を作る。

・コロナ禍で面会もできず，在宅で看取りたい方も増えたので病院から在宅への支援体制を整えたい。

2）健康寿命を延ばすために予防に着目した活動を進める
・ソーシャルキャピタルの実践に向けて地域の方々が無意識のうちに予防を考えられる仕組み作りができるとよい。
・中山間地では30分圏内の地域包括ケアシステムは当てはまらないことを理解して具体的な対策を考えたい。
・地域支援看護師活動など啓発活動で地道に予防を促したい。

3）医療の課題を発信したい
・オンライン診療も含めて中山間地の医療報酬を考えてほしい。
・過疎地域に巡回診療の実施が考えられないか。

「多職種連携活動報告会」 2

概要

「中山間地の医療・介護を考える会」〜 TZT 活動報告会〜

テーマ：天竜区の住民調査結果（春野・阿多古・龍山・竜川）
　　　　天竜区の医療提供状況の経年変化から考える実態と課題

目的：活動報告から多職種が考える対策

グループワークの意見

予防の視点をもって関わる

・介護予防・フレイル状態にならない・歯科口腔の大切さを本人と共有する
・楽しみながらできる運動器機能トレーニングがよい
・地域のサロンのリーダーの力を活用する
・介護予防の訪問リハビリが地域に出向いているので心強い
・リハビリ職が地域で活動できる場が広がると介護予防につながる
・サロンに出掛けられなくなっている，迎えに行く人も高齢で動けない，交通の確保と出かけられない方への支援が必要
・柔軟な交通手段の対応（送迎ボランティア・ささえあいポイント・デイサービスの車）など活用を検討したい

・予防的介入にリハビリの必要は高い

・健康講座で地道な啓発活動が必要

・かえるカーは素晴らしい支援

・通院支援ボランティアができると助かる

多職種連携を活発にする

・常に顔が見える関係で地域を支える，何ができるか考える

・人と人のつながりを使って地域を支援する

・外から入る通い型の出前を地域の自治会を味方にして生活を活発にする

・新しい取り組みへのチャレンジをする

・連携の会議に行政も民間も巻き込んでネットワークを作る

・多職種の人材が活躍できる場を作る

・「何かやらない」「やってみるか」という横のつながりを作ってみたい

・医療・介護専門職＋新聞配達＋宅配＋移動スーパー＋民生委員＋自治会など多職種で狭い
　地域の連携で見守りもできる

・多職種でラインを使ってつながろう，ポイント制も取り入れる

・当事者である住民も参加できる話し合いがあるとよい

出向いて行く

・出向いてくれるサービスがあると知って光が見えた

・積極的に地域に出向いてサービスを提供することが求められているとわかった

・日頃，地域に出向いている職業の方，移動販売・新聞配達・郵便配達などの方と協力する

・北遠に参入しているサービスがあることがわかり安堵した

・天竜地域に訪問看護が参入してくれて助かっている

・訪問看護も過疎地では複数の事業者が協力，補完することで役割が果たせる

・訪問看護がないと末期がん患者は在宅で過ごせない

・訪問看護も遠くまで出かけるので拠点（休憩所）が必要

・外からのアウトリーチで奥の地域を支援する発想が大事だと思った

・訪問入浴も手薄，ショートステイ利用しかない，選択肢が少ない

・往診専門の在宅診療も入っている

働く人を育てる

・あらゆる分野で働き手も高齢化して人材が足りない

・元気な60歳代の方の力を借りよう

- 人材不足を公的制度で補ってくれると安心して働き，暮らせる
- 若い方に中山間地のよい所を知ってもらい，将来の働き手になってほしい
- 僻地に興味がある医師や看護師はいないのか，そのような人材を募ってほしい
- 若い医師に訪問診療の理解をしてほしい，何で行くのと聞かれると失望する

情報の発信を続ける

- 天竜区の住民の考えや医療提供状況について長い間，調査を続けていることを知り，使える貴重な資料を提供してもらってありがたい
- 地区ごとの特徴を知って医療・介護・福祉が連携して支えることで生活が成り立っていることを実感した，丁寧な支援に頭が下がる
- 地域の情報を知り少しずつ支援が進んでいることもわかり安心した
- 地域支援看護師の活動内容が具体的に理解できた，心強い存在だと思う
- 訪問看護も地域のサロンなどに参加できるとよい
- 中山間地域の住民の今後に対する意識がよくわかった
- 先駆的な活動を知る機会となり現実への驚きと今後の期待を感じた
- 若い力を引き込めるように努力したい
- 現場にこもっているとわからない情報を知る貴重な時間であった
- 地域のさまざまな出来事が課題の対策を考えるヒントになると思った
- 地域を知る，地域の動きを知る機会としてとてもよかった
- 中山間地の現状を知ることができ，ネットワークに圧倒された，自分にできることを広げていきたい

こんなことも考えて

- 制度の制限があり困っている方を支援できない，地域の特性も考慮して特例も認めるべき
- 社会的入院が必要なケースもある，困る人を支援することも理解してほしい
- 「そこでできることをやるしかない」と決意した
- ACP「人生会議手帳」を普及してこの地域で暮らすために必要なこと，将来，何に困るのか地域の課題を自分事として考えられるように若い人を指導したい。
- 人生会議手帳をアプリにしたらどうか
- 地域に薬局とリハビリがほしい，高齢化に伴って必要
- 1か所に集まって集団のオンライン診療ができないか
- 医師の不在で医療，デイケアが止まる「いよいよ現実のものになった」深刻
- 春野に道の駅ができたら住民が集える

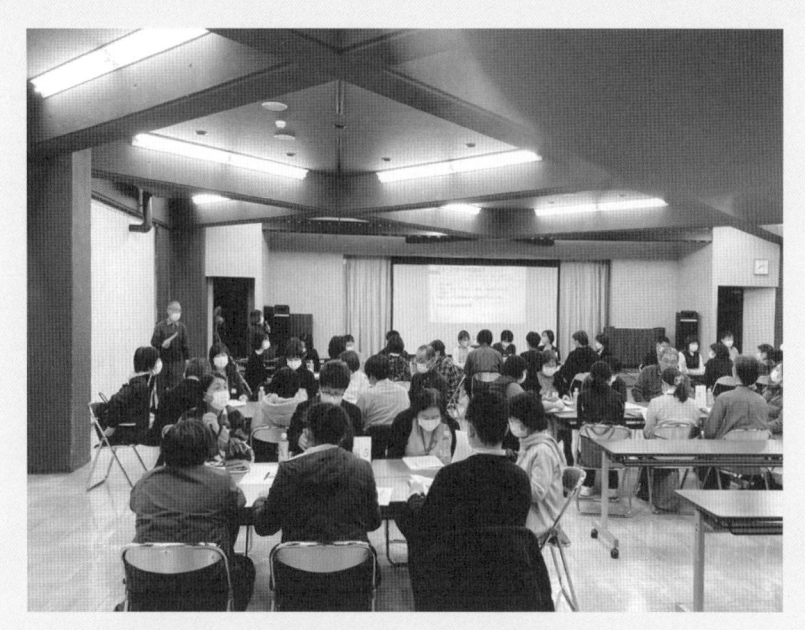

多職種が集まって天竜区の今後について真剣に討議しました

　毎年1回TZTの活動報告会を開催し，調査結果や実践例の冊子を発行して情報の提供を行っています。近隣の多職種が参加してくれるのでテーマに沿ってグループワーク討議を行います。顔を合わせて討議をする機会は意図的に作らないと難しいのが現状です。多職種の意見を聞きお互いに情報交換する貴重な機会として大切にしています，参加者の熱意が宝物です。

"ずっこけエピソード" D

　「困ったらいつでも診療所に電話していいよ」と言ってくれます。時間外に診療所に行くと閉まっています。それならと電話をかけてみます。

　「先生，診てよ」

　「今，診療所にいないから，後で来て」

　「電話に出るのだからいるだろう，居留守はだめだよ」

　「電話は転送だから」

　「電話に出ているのだから，いるに決まっている」

　診療所のドアをたたきます。

　「ドアが壊れるからやめな」

　「転送ってなんだ，診療所の電話が鳴っているだろう」

　高齢者が相手ではなかなか会話が通じませんが決して怒りません。

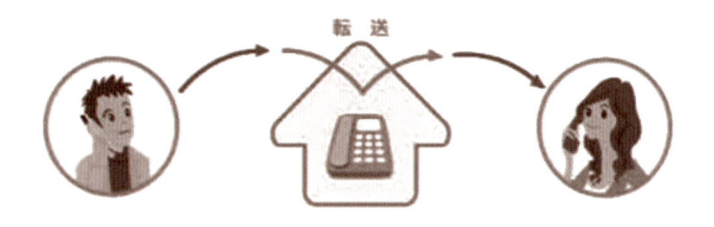

3章　地域の現状を正しく把握する
（医療提供状況と住民ニーズ）

医療提供状況の実態

　2015年から天竜区で提供されている医療の実態を調査しています。

　原則として区内の全ての医療機関が参加しています（事情により一部不参加もあります）。毎年決まった時期に質問紙による調査を実施します。

　調査結果の集計ができたら個別に医療機関を訪問して聞き取り調査を行います。窓口担当者を決めていますので院長が多忙な場合は担当者が前もって院長の意見を聞いてくれます。聞き取り調査では質問紙には書いていない，書けなかった院長や職員の考えを聞くことができます。率直な想い，心配などを直接聞くことができる貴重な機会になっています。

　1年に1回ですから待っていてくれる職員の方もいます，診療所の待合室，駐車場，窓口の対応，患者さん同士の会話，場の雰囲気など質問紙からは知ることができない大切な情報を得ることができます。

　調査項目は定点調査の意味もあり，7～8割は同じ設問をします。残りの2～3割はその時に必要な設問をします。例えばコロナ感染症に関する問いや訪問看護に関する設問など，時勢に合わせて必要と考えた項目です。調査で実態が正確に把握できますが，公表するのは個別の情報ではなく，天竜区全体としてまたは大きく分けた地区としています。個別の調査結果は医療機関ごとの先を見通して特別に支援が必要か否かなど必要に応じて医師会で管理をしてくれます。

　調査の公表と先行きを考えての支援は天竜区の住民や連携する多職種の方々に不安なく医療を提供するためにも必要なことだと思っています。

以下に調査結果を示します。

人口25,000人程度の小さな区で行われている医療の実態です。人口減少と高齢化，医師や医療従事者の高齢化など全てが縮小していく中でも医療を必要としている人々にどのように医療を届けるか考えて可能な医療を最大限，実践している結果です。

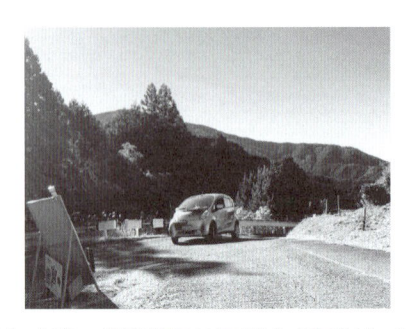

今日も山道・坂道超えて医療をお届けします！

"ずっこけエピソード" E

　「先生，バス停が遠くて歩けないので診療所へ通うのもつらい，細い山道の登り下りが大変です」
　「そうだね，何とかしたいね」
　バス停を使っているのはその方だけでした。
　先生はそこを通る度にバス停のポールを患者さんの自宅に向かってじりじりと少しずつ動かしました。
　それからしばらくして，
　「先生驚いた，バス停が家の前になっていた，うれしい」
　「よかったね，あのバス停はあなたしか使ってないのだからね」
　「これで気楽にバスが使えます」
　「よし！」
　誰かが気づいてポールを元に戻さないことを願っています。
　「不思議だよね，先生の患者さんの家は皆バス停になっている所ばかり」
　「思い過ごしです，便利になって助かっていればいいのです」

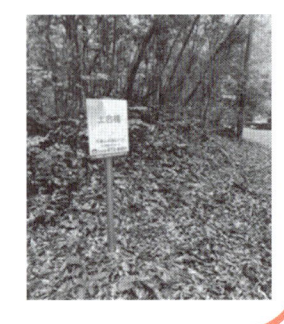

●年間往診回数　n＝12

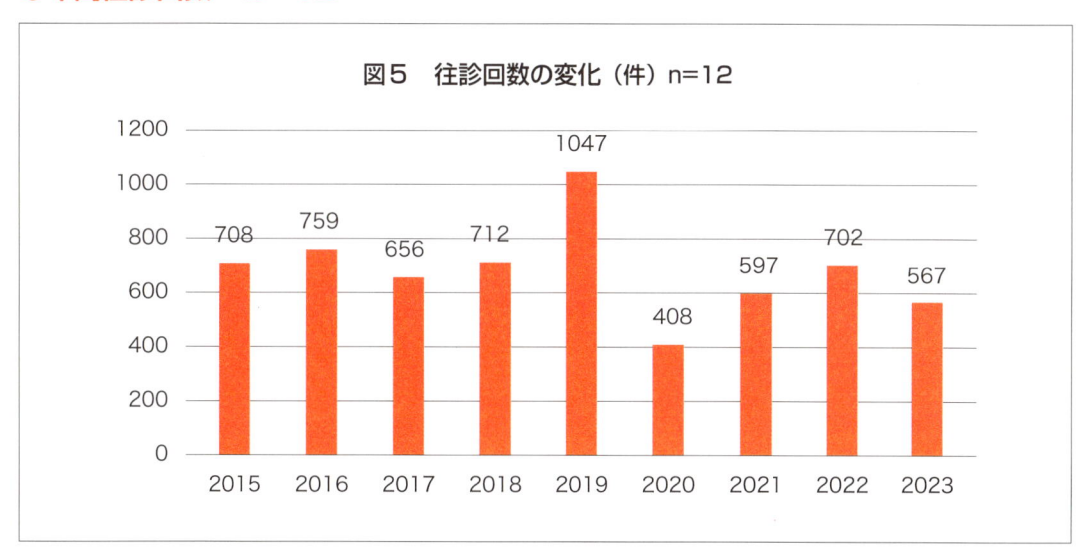

図5　往診回数の変化（件）n=12

　　　　　　　　　　往診をしていない医療機関は3施設です。

　　往診件数は2019年度にピークを示し，コロナ禍を経て徐々に減少しています。地域の人口減が主要因となっています。往診の回数も1件から200件とバラツキがあります。医師も高齢化して，可能な範囲での往診と考えている診療所は往診数が少なくなっています。

　　水窪地区・佐久間地区・春野の1診療所は例年通り多くなっている。往診に関しては緊急の依頼に限らず，通院困難な交通弱者への医療提供としての意味合いがあることも明らかになっています。

　　地区内全体の延べ往診回数を地区別に調べてみました。地区内の診療所数が異なるので単純な比較はできませんが水窪・佐久間は3か所

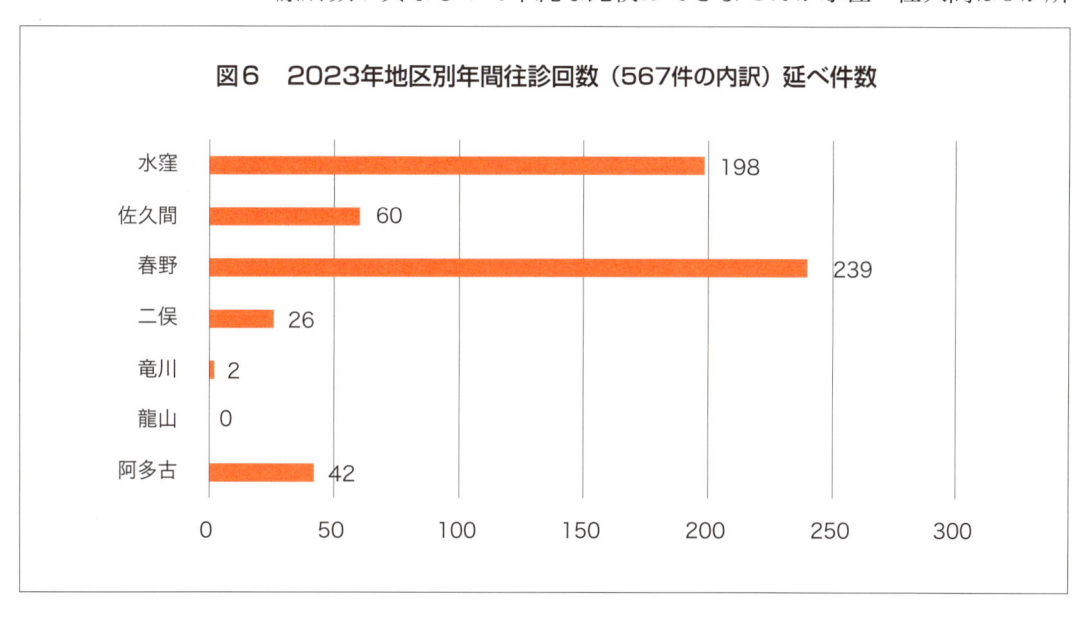

図6　2023年地区別年間往診回数（567件の内訳）延べ件数

で多数の往診を担当しています。春野は1診療所が200件と突出して多く一手に引き受けています。阿多古は，1診療所が広範囲に往診ができなくなった二俣地区の分も担当しています。往診をする体力のない診療所が増える中，お互いがカバーした結果です。

●年間定期往診実人数・延べ回数

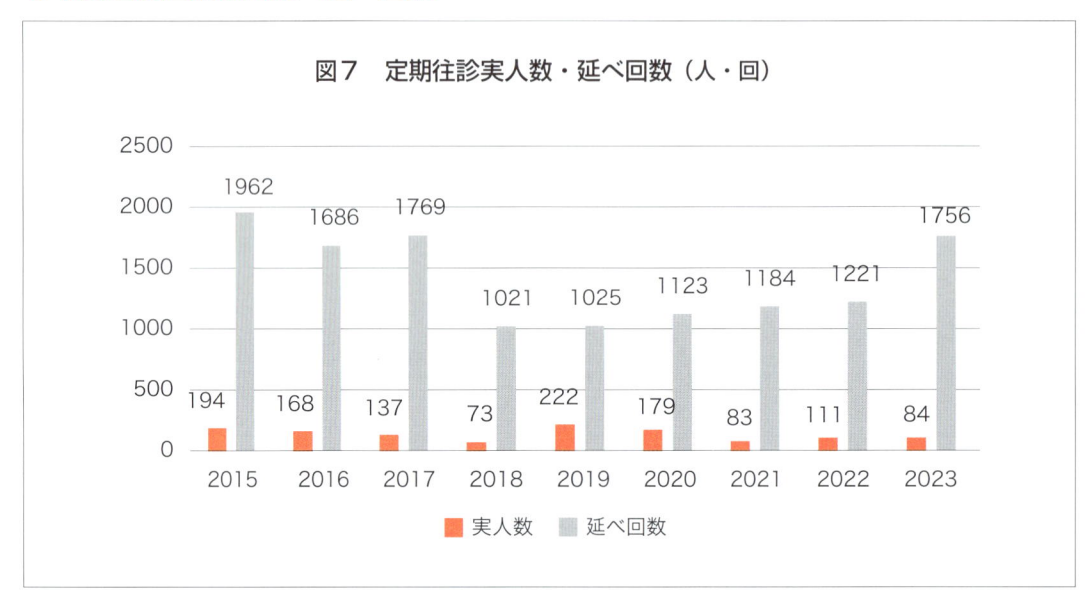

図7　定期往診実人数・延べ回数（人・回）

定期往診をしていない医療機関は5施設。

実施している医療機関が10か所，実人数には1人から44人とバラつきがありますが，全体で約84名の患者さんに年間976回の定期往診が提供されている実態がわかりました。地区別では春野地区が延べ801回，阿多古地区が延べ705回と突出して多くなっています。春野地区は通院できなくなった患者さんの訪問診療を1診療所が全て担っています。終末期の方は週に2回訪問している例もあります。医師の使命感が動かしている例です。

あたご地区は近隣地区で訪問診療が行われていないのでニーズが高く，遠距離までカバーしています。

次いで水窪・佐久間地区が3施設で172回と充実しています。竜川も1施設で77回，実施していますが施設間の差が大きいのは医師の体力などが影響していると思われます。

どの地区も少数者への対応は近隣の古い付き合いの方の要望に何とか応えている実態が明らかになりました。

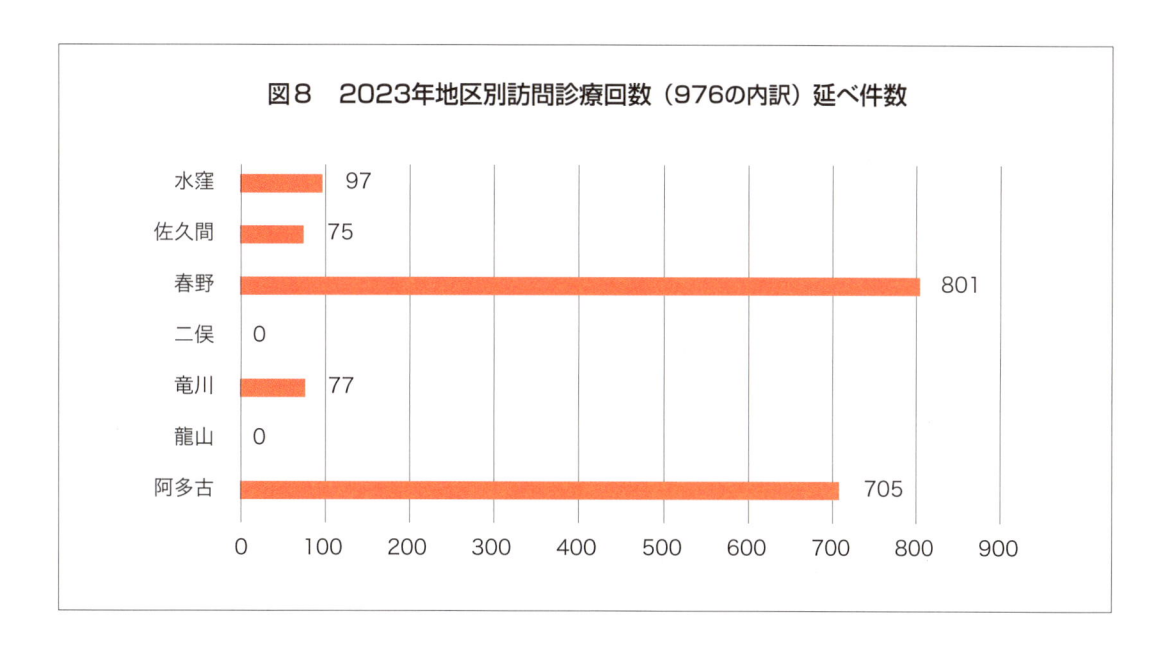

図8　2023年地区別訪問診療回数（976の内訳）延べ件数

● **年間の在宅での看取り人数**

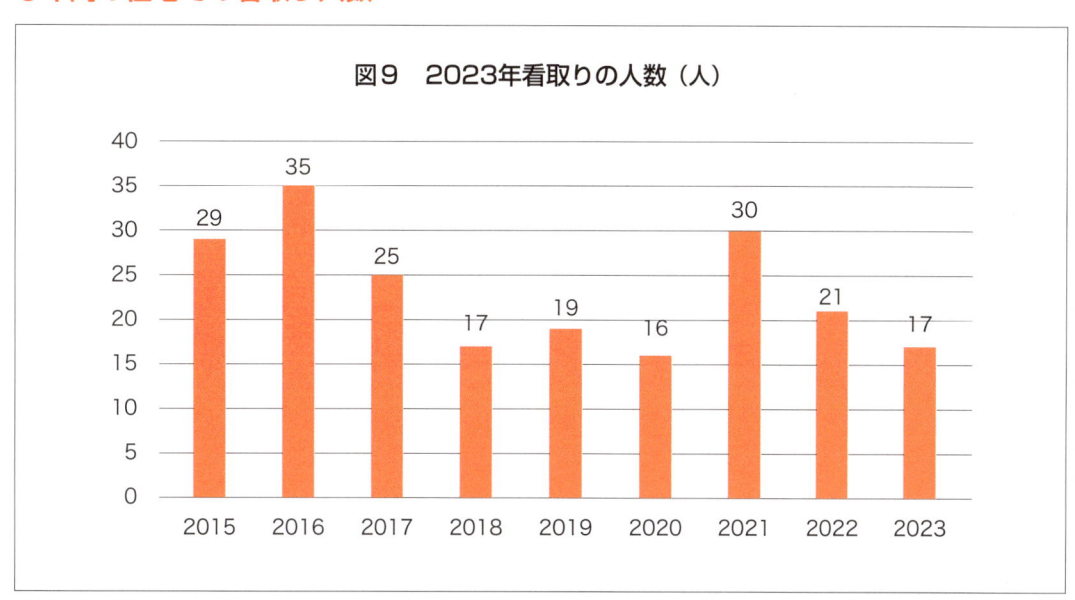

図9　2023年看取りの人数（人）

　　　在宅での看取り件数，今年度は17人でした。全体として看取りの
人数は減少傾向です。「看取りなし」の医療機関が8か所で看取りを
実施した機関より多くなりました。

　　　最大はあたご診療所の7名，その他は1〜2名です。家族員の減少
で終末期の一時期に付き添う人の確保などが困難となり，医療機関側
も訪問看護の確保の課題など在宅での看取りが一段と難しくなってい
ます。看取りの場が在宅から施設へと確実に移っていることを実感し
ます。

　　看取りに関しては在宅死の数のみでなく，死は自宅以外であっても死までの期間を自宅で過ごすことができたか否かのプロセスが重要であると考えています。そのためには訪問診療・訪問看護や訪問介護などの充実が必須条件であると共に ACP（人生会議）の啓発や普及も重要となっています。

●特定検診・予防接種・総合病院への紹介状（表2）

年度	2018	2019	2020	2021	2022	2023
特定検診数	2,706	2,597	2,350	2,051	2,242	2,087
予防接種数	5,299	7,842	6,386	19,383	16,849	13,712
総合病院への紹介状数	1,522	2,118	1,621	1,518	1,928	1,966

　　区内医療機関での特定検診数は約2,000件，総合病院への紹介も約2,000件でした。

　　ここ数年大きな変化はありません。一方，予防接種に関してはコロナ禍であった2021年度から増加に転じその傾向が持続しています。予防接種を実施していない機関はありません。

●外来患者の動向→2〜3年前と比較した患者の増減（表3）

年度	2017	2018	2019	2020	2021	2022	2023
増加（％）	10	0	0	0	7	6	6
減少（％）	80	75	67	87	87	67	67
変化なし（％）	10	25	33	13	7	27	27

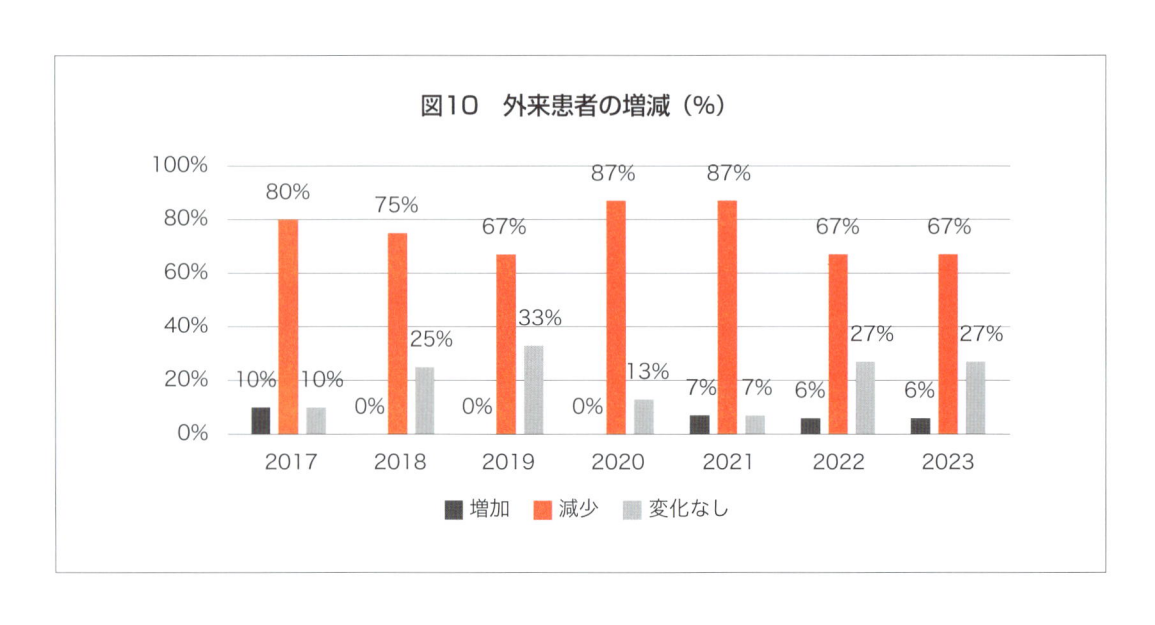

　全体として外来患者は調査実施以降，減少傾向にあります。減少の10機関の減少率は1割が3か所，2割が5か所，5割が1か所，記載なしが1か所でした。春野地区の5診療所は変化なし1か所，2割〜5割減少4か所と深刻さが顕著な状況です。

　外来患者が1割増加の診療所は発熱患者の診療を全面的に受け入れていることで遠方から患者が来院しています。発熱外来に関して患者のニーズはありますが，受け入れ機関が少ないことが影響しています。

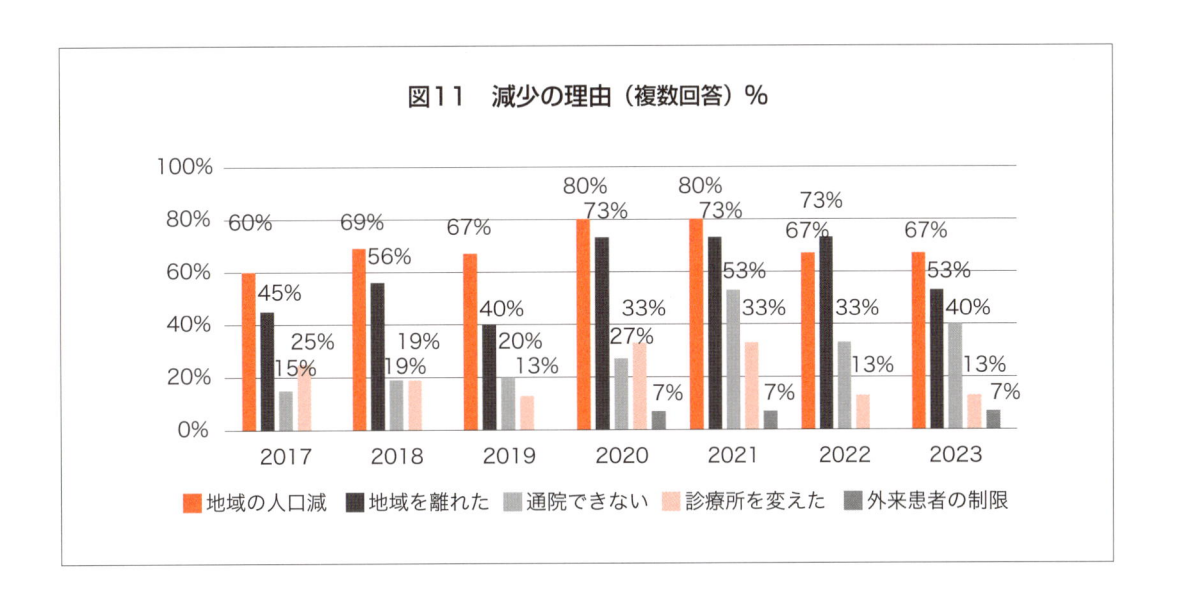

図11　減少の理由（複数回答）％

　減少の理由に大きな変化はありませんが「地域の人口減」「地域を離れた」「通院できない」が主たる要因となっています，「診療所を変えた」も「通院できない」に含まれるので高齢化により地域で生活できない方が急増している結果となっています。「外来患者を制限している」の1か所は医師の負担軽減が主たる理由でした。

●診療所の医師の不安（複数回答）%

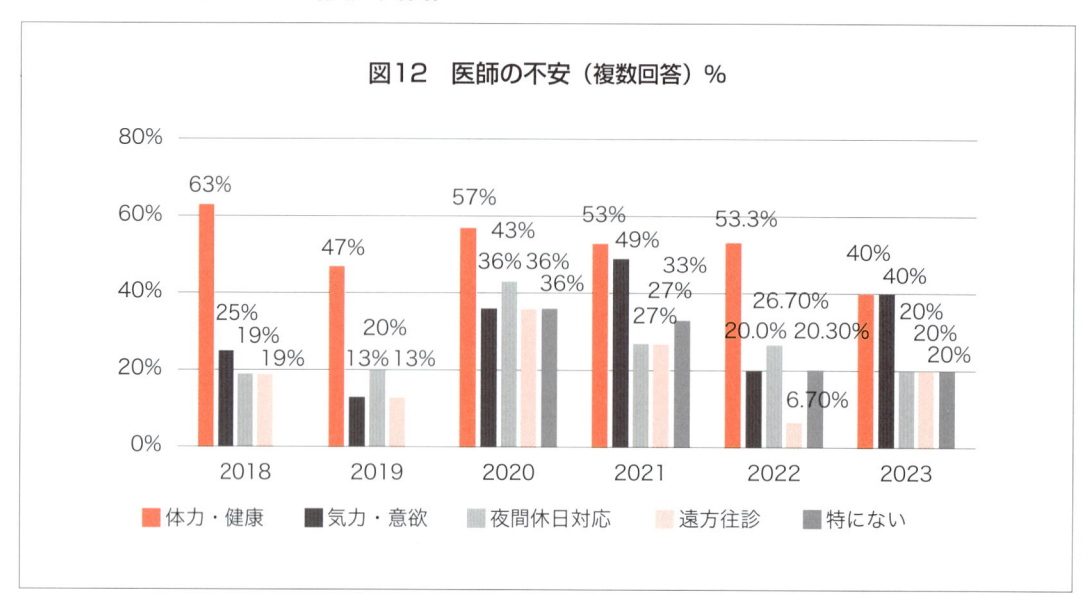

図12　医師の不安（複数回答）%

凡例：
■体力・健康　■気力・意欲　■夜間休日対応　■遠方往診　■特にない

医師は自身の高齢に伴い「体力・気力」に不安を感じる方が多く，夜間や休日の対応も大きな負担になっていることがわかりました。遠方への往診については体力的に無理と判断してやめた方もいて，特に地域が広く移動に長時間を要する往診は限界にきています。

　特に不安はないと回答した所は夜間・遠方への往診をやめて「何とかやっている」ということでした。

●診療所の5年後の予測（複数回答）件（表4）

継続して診療している	8か所
継続かどうかわからない	4か所
できることをやっている	8か所
全く予想がつかない	4か所
成り行きに任せている	4か所
限界を感じている	3か所
特色を出して診療している	2か所

　複数回答であり，予測できないのが本心で迷いながら，やっている実態が明らかになりました。春野地区の3施設が「限界を感じている」「継続かどうかわからない」「都合で閉院」と回答しています。どこも深刻な状況で喫緊の対策が求められます。また「医師の確保」に目途が立たないことの苦労も改めて浮き彫りになりました。

　一方，「継続して診療している」「できることをやっている」と予想

している所が共に8か所あり，困難な状況でも地域医療を守るという決意は住民にとって安心につながる結果でした。また「特色を出してやっている」2か所では具体的に標榜科以外の診療科の開設を模索して，専門科の医師の往診，専門科への搬送などを考えていました。

●通院困難を感じている方の有無

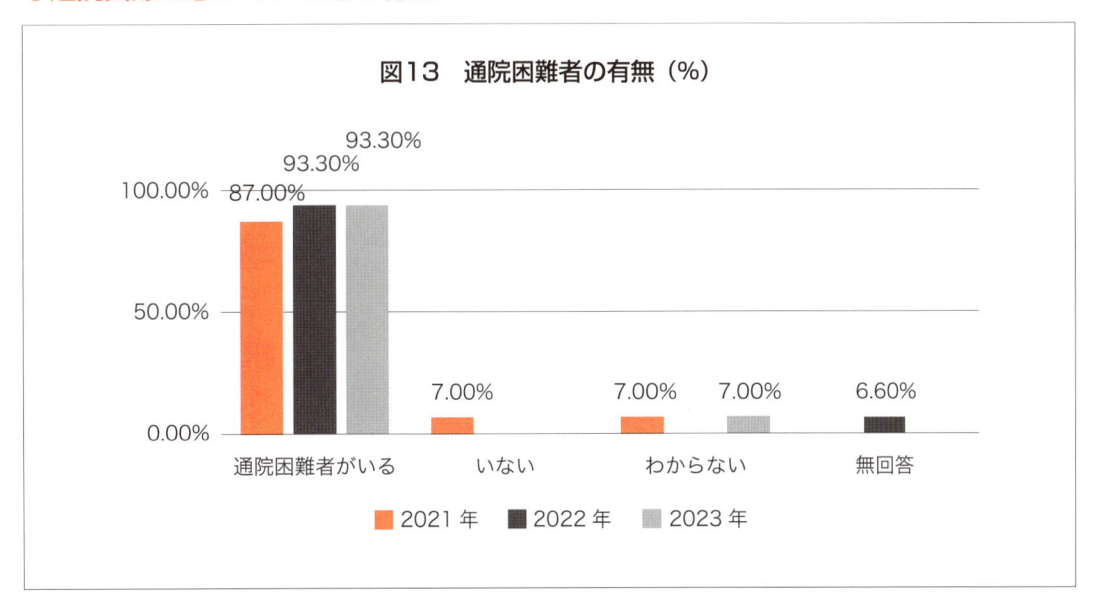

図13　通院困難者の有無（%）

公共交通機関の撤退と高齢化による運転免許証の返納などの要因で通院困難者がいると回答したのは昨年と同じ93%の高率でした。中山間地域の最大の課題であることが改めて確認できました。外来患者減少の理由の「通院できなくなった」ことの根拠でもあります。通院困難で医療に繋がれない方が多くいることが憂慮される結果となっています。

通院困難者への具体的な対応は「往診」「巡回診療」「電話診察」「オンライン診療」「かえるカー」「薬を長めに出す」など診療所ごとに工夫して対応していることがわかりましたが，抜本的な対策が望まれます。

●まとめ

①長期に医療提供状況の経年変化を調査していますが，顕著な変化はなく，すべてが緩やかな下り傾向にあり好転する見通しはありません。地域住民の高齢化や通院手段の問題で診療所に来ることが困難になり，外来患者の減少は毎年，1〜3割程度の減少となっていま

す。中には4～5割減少という深刻な回答もあり，診療所が住民の健康を守れない，危機が目前まで来ています。

②往診，訪問診療に関しては外来に来られなくなった場合の対処として医師が自ら出向いて診療するという意味合いもあり，医師が比較的若い地区では数多く実施していて，効果的な対策になっています。反面，医師の高齢化が顕著な地区では医師も長距離の往診ができず，限られた診療所で少数の実施に留まっています。医師が活動的に動ける年齢は大きな要因であることがわかりました。

③在宅での看取りは区内全体で20人程度，医療機関のみでは何ともできず，訪問看護や訪問介護との連携に加え，終末の一時期は常時，傍に人がいてほしいが家族員の減少が在宅での看取りを難しくしています。終末期を在宅で過ごせるための人的環境整備が求められています。看取りは死を迎える場所よりも終末期を望む場所で，一緒に居たい人と長く過ごせるように物的，人的環境を整えることも在宅医療の重要な役割と考えています。多職種連携が力を発揮する場でもあります。

④在宅医療に不可欠な訪問看護は全施設で使っていますが，地区によってはステーションが遠く使えないという声がありますが，サテライトオフィス開設についても現地で訪問看護師を採用できず厳しい現実があります。

⑤薬剤については院内処方を主としていますが，在庫していない薬剤は院外処方も使いながら対処しています。地区の薬局も閉鎖が増えて，一般的な薬剤も入手できません「目薬がほしい」「虫刺されに塗る軟膏がほしい」「カットバンが必要」などの声が多数寄せられています。あらゆる資源の枯渇が住民の日常生活を脅かしています。

⑥通院困難者がいるのは90％以上の診療所で課題と捉えています。医療と公共交通は切り離せない問題で住民の通院を何とか守らなければなりません。代替案としてオンライン診療を実施または考えている診療所は増える傾向にあり，課題はありますが，将来の選択肢の一つとなり得ると思います。

⑦診療所の今後の見通しは「継続，特色を出してやる」など前向きな回答がある，一方地区によっては「継続かどうかわからない」と回答があり危機が切迫しています。

住民が医療に望むことを知ろう

　　住民が現在の医療・介護に関してどのように感じ，今後どうしたいと考えているか調べてみました。地域の主人公である住民の考えを知ることで実態がわかります。

　　私たちの活動は調査からわかった事実に基づいて活動の方向性を決めています，そのための資料として活用することができます。

　　目的は中山間地域住民の医療・介護に関する認識を把握すること，医療・介護について将来どのような準備をしているか考えを知ることです。

　　調査でから明らかにしたいことは以下の項目です。

　①調査属性の特徴

　②健康格差の認識の認識

　③かかりつけ医の実態とオンライン診療の可否・通信機器の保有

　④介護格差の認識

　⑤終末期への備え

　⑥健康危機・救急時の対応

　⑦自助力を獲得する機会

　⑧健康維持の努力

　　調査は2021年から地区を決めて1年ごとに行いました。1年目：春野町，2年目：阿多古地区，3年目：龍山・竜川地区，4年目：水窪地区。今後も必要な調査を行います。

調査対象：春野・阿多古・竜川・龍山地区・水窪地区の全世帯

調査方法：質問紙による自記式調査・自治会組織を通して配布と回収

　1～3年目の結果の一部を紹介します。

●地域の概要 （表5）

地区	春野町	阿多古地区	龍山地区	竜川地区
面積	252.17km^2	87.86km^2	70.23km^2	45.23km^2
人口	3,843人	3,911人	432人	991人
高齢化率	48.3%	40.7%	70.19%	57.52%
診療所数	5か所（民営）	1か所（民営）	1か所（公設民営）	1か所（民営）
調査年月	2021年10月	2022年8月	2023年8月	2023年8月
調査回収率	88.1%	77.4%	48.5%	88.6%
調査回答者数	1437枚	1020枚	129枚	381枚
交通機関	ふれあいバス NPOタクシー	オンデマンドバス	自主運行バス 龍山ふれあいバス NPOほっと龍山	北遠本線 ふれあいバス
地区の医療の状況	地区の2か所に各々2診療所，他1診療所，計5診療所	県道に沿って部落が点在，地区の中頃に1か所の診療所	公設民営診療所が中心部に1か所	民営診療所が中心部に1か所

地域の特徴

①春野地区は広大な面積に5か所の診療所があるが住民にとっては診療所が遠い。

②龍山地区の高齢化率が群を抜いて高い，これが調査回収率の低さにも影響している。自記式質問紙調査の限界である。

③全地区とも人口減少に歯止めがかからず，外来患者の減少が続き，民営の診療所の経営を圧迫し撤退の危機にある。

④交通機関はあるが予約が必要なオンデマンドは高齢者には使いにくい，便数が少なく，バス停までが遠く歩けない，公共交通が使えないと医療を受けにくい。

⑤龍山地区以外は調査回収率が高く，調査結果の信頼性も高い。

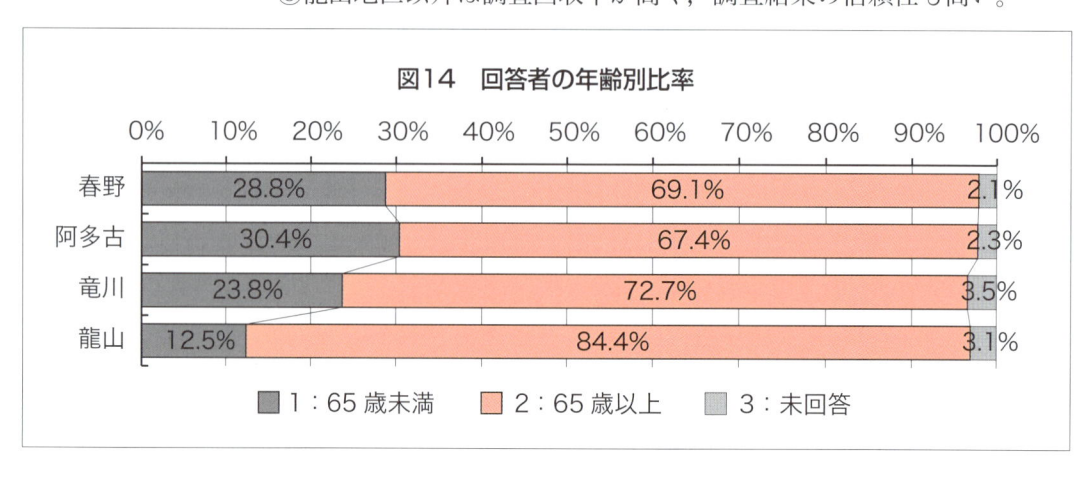

●医療の満足度（図15）

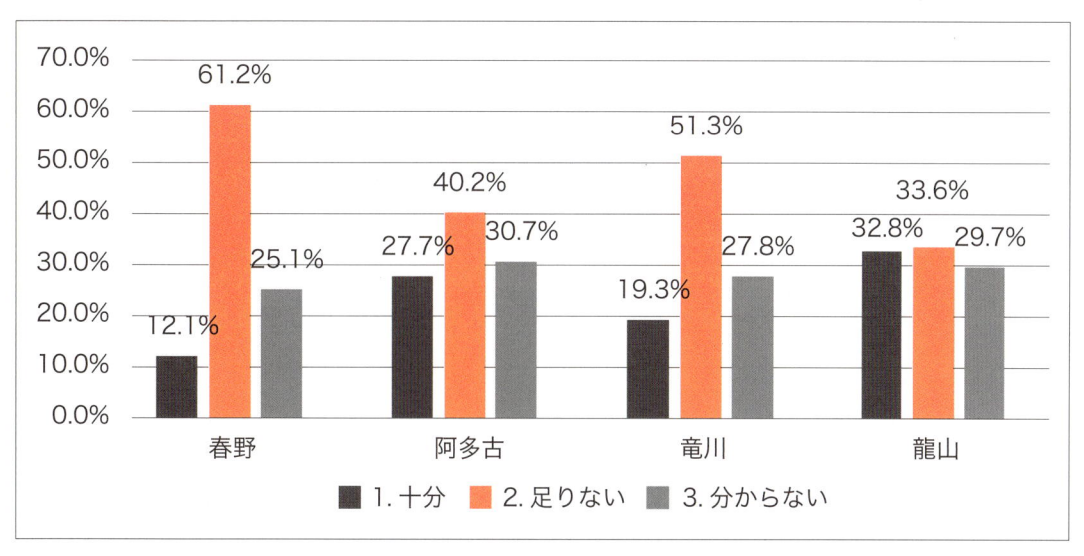

1）診療所の数と医療の充足度は相関しない

　診療所の数が多い春野地区の満足度が顕著に低い。診療時は1か所しかない阿多古・龍山地区の充足度が高く，数のみではなく他に影響する要因がある。

2）影響する要因

①診療所までの距離：遠くても交通機関があれば受診できるが通院が困難だと受診しにくい。

②開院時間：春野地区では診療所がある地区の診療所の開院時間が長い地域ほど「足りている」と回答，結果に有意差が認められた。

　医師の体力，患者の来院状況もあり，夕方の開院に制限がある診療所もある。

③検査内容：診療所で受けられる検査内容

　胸部レントゲン・心電図・エコー・内視鏡・血管検査など可能な検査が多いと診療所でほぼ診断，治療が完結できるため満足度は高いが費用対効果の問題もあり機器を備えて実施できる診療所は多くない。

④訪問診療の有無：往診や定期往診が受けられるか否か。

⑤夜間・休日対応：電話対応ができるか，内容によっては訪問も可能か。

　緊急時の対応で救急車より，まず診療所という回答もある。緊急時は医師の電話対応などが満足度に影響している。

⑥医師の在住場所：医師が診療所の傍に居住し対応ができると満足度が高い。

⑦医師との信頼関係：かかりつけ医として相談を受けているか，否か。阿多古・龍山では医師との信頼関係が強く，満足度が高い。

⑧検診・各種ワクチンの対応，阿多古では常時の発熱外来が心強いとの意見がある。

3）「分からない」は現在，医療を必要としていないまたは必要な医療を受けているなどの個人的要件の影響が考えられる

●医療の何が不足か（件）（図16）

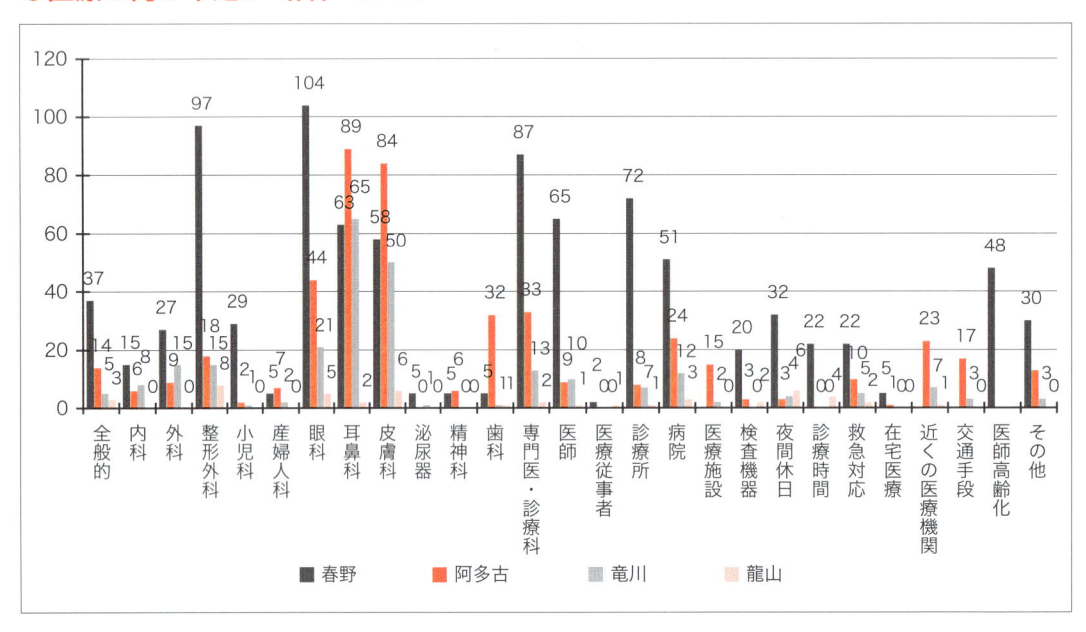

表6　医療の不足（件）自由記載からの集計

	春野	阿多古	龍山	竜川
1位	眼科	耳鼻科	整形外科	耳鼻科
2位	整形外科	皮膚科	皮膚科	皮膚科
3位	専門科	眼科	夜間・休日	眼科
4位	診療所	専門科	眼科	整形外科

　医療の不足については「眼科」「整形外科」「耳鼻科」の専門科が上位を占めている。

　自由記載の集計も同じ傾向を示している。どれも高齢になると不可欠な診療科であるが，中山間地域には存在しないので受診のためには遠距離の通院を余儀なくされているので地域にほしい要望が強い。

　地区別の特徴的なことは春野地区では「診療所」の回答が多く，5つの診療所があるが不足と感じている。阿多古地区では「歯科」必要な科であるが歯科診療所は存在しない。龍山・竜川地区では「病院」と回答，深刻な病気になった時の不安を感じている。

●今後の医療についての心配（図17）

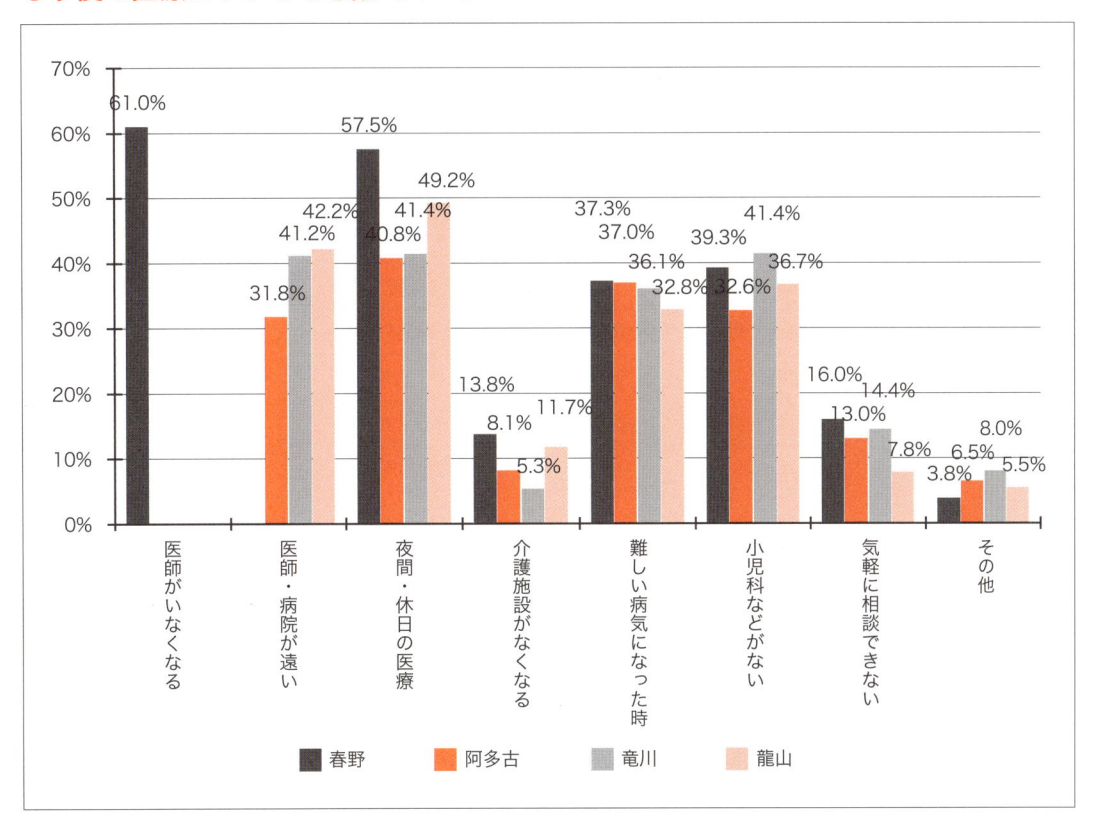

表7　今後の心配（件）自由記載からの集計

	春野	阿多古	龍山	竜川
1位	医院がなくなる	夜間・休日診療	夜間・休日診療	夜間・休日診療
2位	夜間・休日診療	難しい病気の時	医院が遠い	専門科がない
3位	専門科がない	専門科がない	専門科がない	医院が遠い
4位	難しい病気の時	医療機関が遠い	難しい病気の時	難しい病気の時

①今後の心配は全地区とも「夜間・休日医療」の心配が最も多く，救急医療体制の整備を求める意見が圧倒的に多い。

②春野地区のみは「医院がなくなる」が1位で診療所が5か所あっても医師の高齢化で地元の医療がいつなくなるかも知れないことを心配している。

③「専門科がない」「難しい病気の時」と続く，中山間地の特徴を踏まえると地域に全ての専門科を整えることは難しく，優先順位を決めて取り組まなければならない。

④龍山・竜川は「医療までの距離が遠い」も多く交通機関との関連が課題となる。

●医療機関が閉鎖した時の対応

医療機関がなくなる心配が多い春野地区で医療機関が閉鎖した時の対応を聞いた。

表8　医療機関が閉鎖した時の対応

	春野
地域で他の医療機関を探す	38.6%
地域外で医療機関を探す	41.8%
地域内に通っていない	15.7%
困らない	0.9%

①「地域内に通っていない」は16％で多くは地域内で医療を受けている。地理的条件から他地区には行きにくいので地元志向が強い。

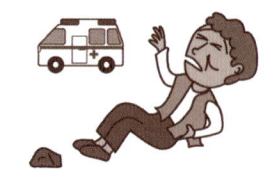

②閉院後「地域以外で探す」が42％あり，地域の医師が全体に高齢化していることを踏まえて地域内で探すことが難しいと考えている。

③「困らない」は少数で今後の医療体制の整備は喫緊の課題である。

●どこをかかりつけ医にしているか

【阿多古地区】（表9）

あたご診療所	35.0%
天竜区以外の浜松市の医療機関	24.4%
決まっていない	13.8%
天竜区内の医療機関	13.0%
天竜病院	3.3%
浜松市以外の医療機関	1.7%

①地元天竜区の診療所をかかりつけ医としている方が48％と約半数を占め，地元志向が強い。

②あたご診療所は35%の高率で，住民にとって不可欠な存在となっ
ている。

③天竜病院は診療所の後方支援としての役割が主で，かかりつけ医に
はなりにくいのであろう。

【龍山・竜川地区】（図18）

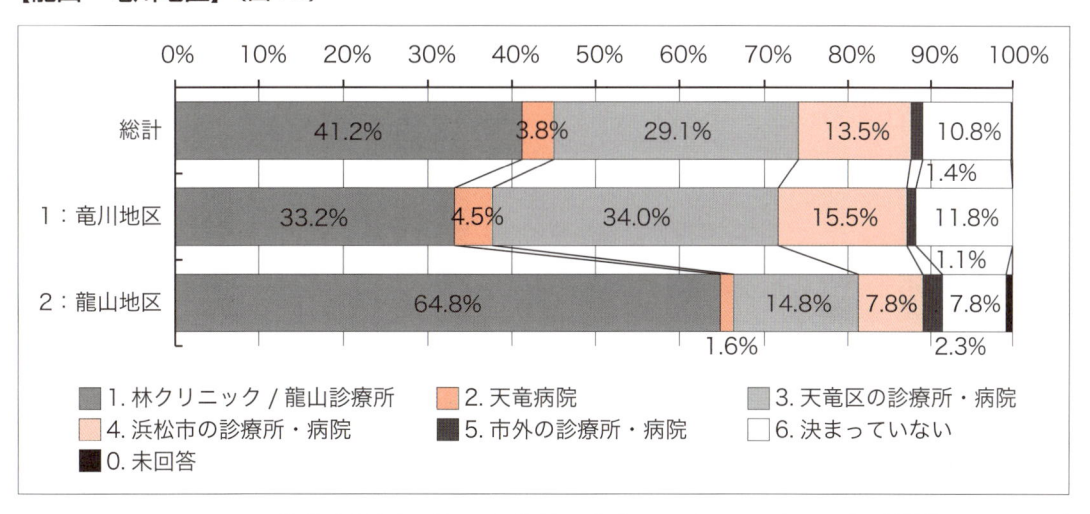

①龍山地区は龍山診療所が突出して多い，近い・交通機関がある，医
師との関係がよいなどが高率の要因である。

②竜川地区でも林クリニックが多く地元志向は強い。

③両地区とも次いで天竜区内の診療所・病院が多く，近いことは選択
肢の重要な要件である。天竜区を出て浜松市内まで行くのは13%
程度である。

④決まっていない方も10%程度ある，日常医療を必要としない若年
層であろうか。

●遠隔診療（オンライン診療）の可否（図19）

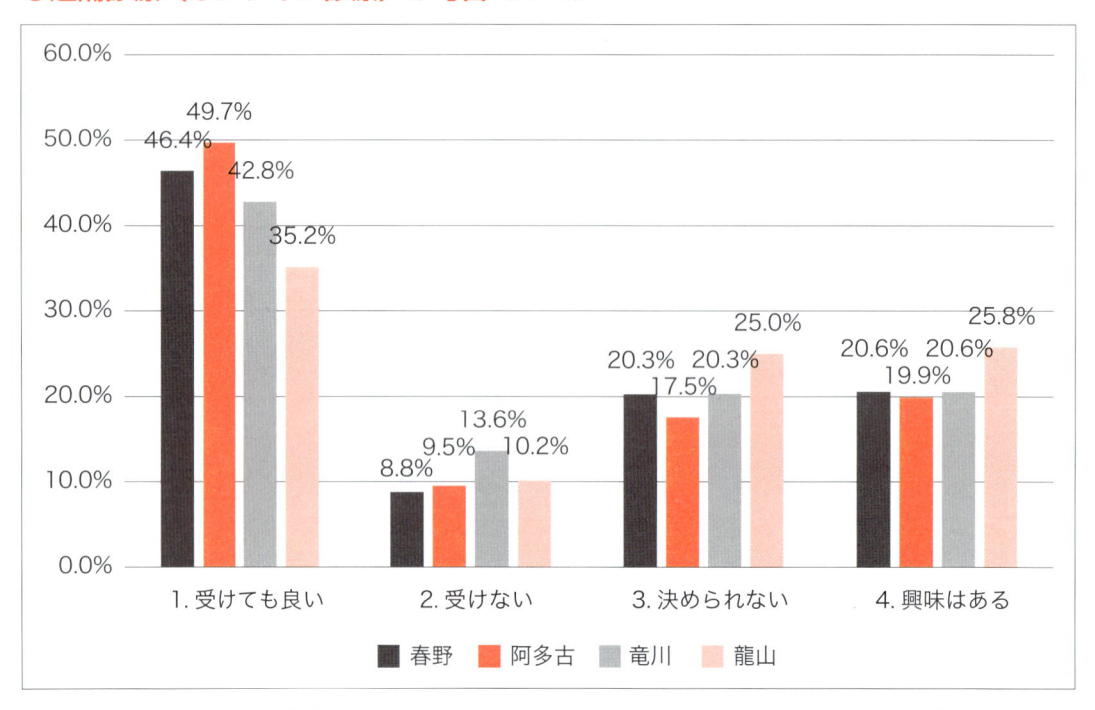

①全地区ともオンライン診療については同じ傾向である「受けてもよい」「興味はある」と肯定的な意見が多い。阿多古は50％が「受けてもよい」と回答している。

　龍山は「決められない」「興味はある」が他地区より多く決断しにくい状況にある。

②「受けない」という方は10％前後となっている。コロナ感染症でマスコミがオンライン診療について情報を流したことの影響もあり，理解が進みつつある。

③春野・阿多古・龍山では通院困難者を対象としたオンライン診療を一部で始めているが，周知はこれからで普及までには時間がかかることが予測される。

④住民と提供する医療機関側ともに，理解と機器などの準備が必要となる。

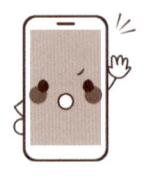

⑤自宅にある通信機器については「スマートフォン」が60〜70％「携帯電話」「パソコン」が各々30％前後でかなり普及してきた，オンライン診療の限らず緊急時の連絡手段として意味が大きい。

　龍山・春野は同報無線を備えている方が他地区より多い。

自宅にある通信機器（図20）

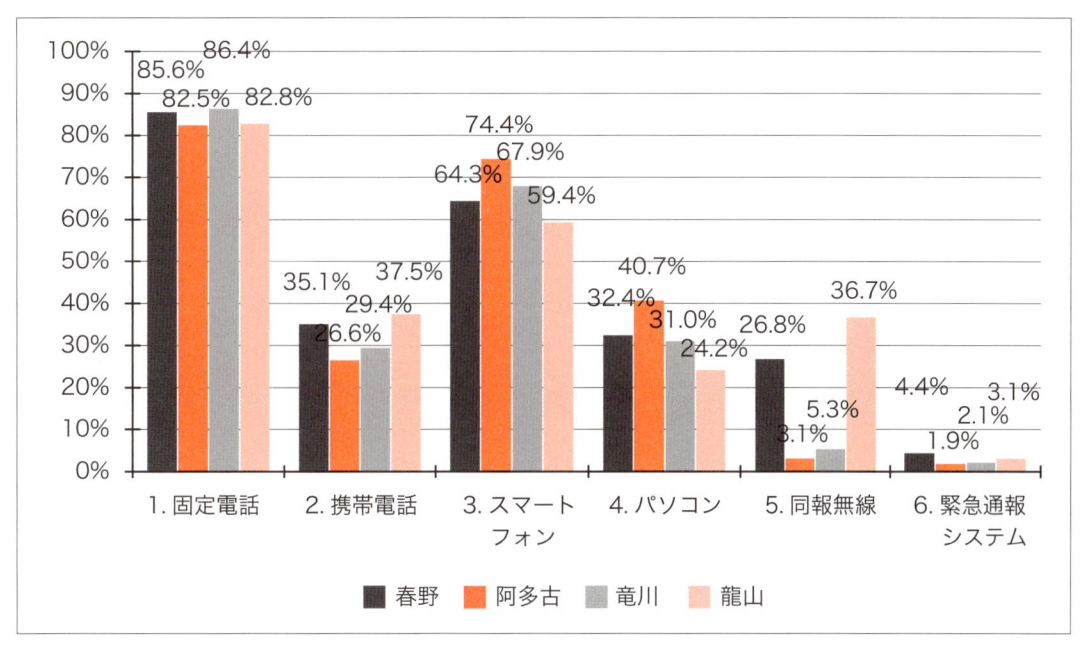

通信機器はかなりの高率で保有しているが高齢者が使えるかどうかはわからない。

　自宅にあるとして保有に回答した方は家族が持っているが自分が使ってない方も多い。

●通院手段の課題

【春野町】（図21）

「2023年10月春野ワーキンググループの住民調査より」

通院方法（複数回答）n=1202　　　※「送迎」はあれば利用したいという希望

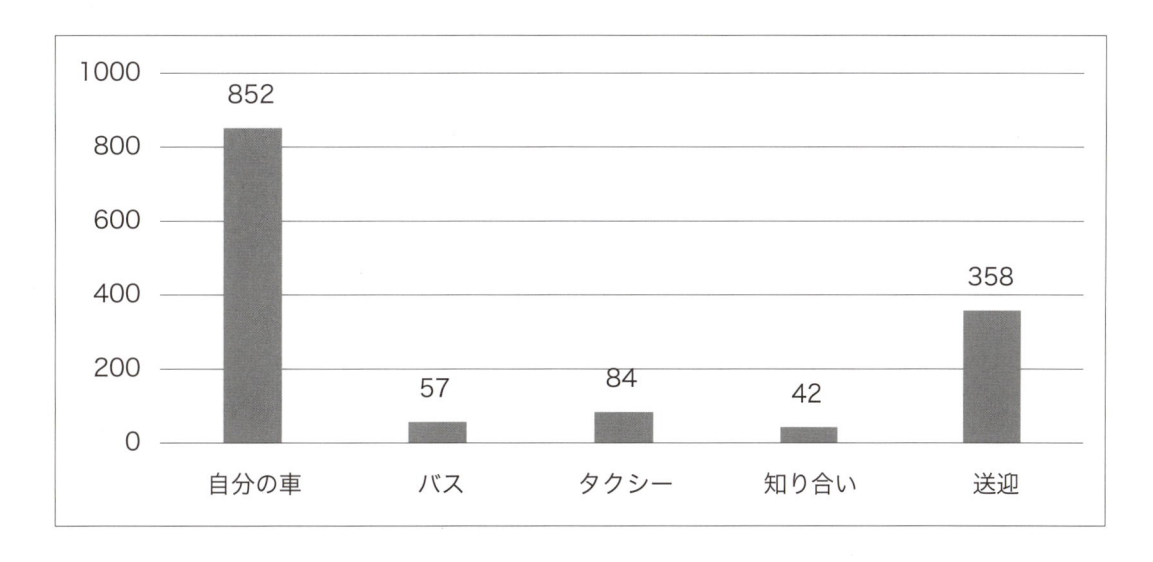

　通院方法については自分の車が852件（71％）一番多い，中山間地では高齢になっても車がないと移動できないことを如実に示している結果となった。

　次いで送迎の希望が358件（30％）となっている，公共交通機関の脆弱な地域では車が使えない方は送迎に頼らざるを得ない実情である。バス・タクシーへの期待が低いことは，それぞれに課題があることを示している結果であろう。自由記載は「今は何とか運転ができるが，運転できなくなったら困る」の意見が圧倒的に多く，先行きを心配している。

【阿多古・龍山・竜川】（図22）

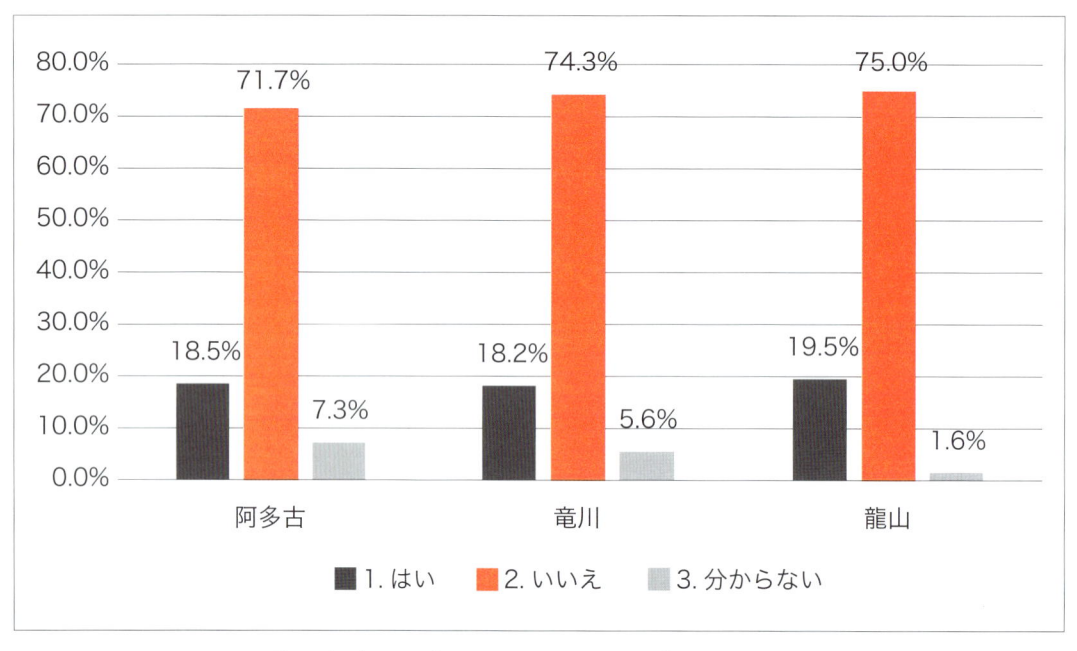

①3地区とも「いいえ」が75％程度で何とかして通院している現状が明らかになった。

②高齢者を中心に「はい」と回答した20％弱の困っている方への対策が必要である。

③自由記載では「今は何とかなっているが今後が心配」「免許を返納したらどうなるか」「車がないと生活ができない」と今後への不安が強い。

④バス・タクシーの事前予約は高齢者にとって大きな壁となっている，オンデマンドの予約は誰かの支援がないとできない。

⑤阿多古ではあたご診療所がふれあいバスの予約を手伝い，診療が終

わったら「かえるカー」で自宅に送ってくれるサービスが通院困難者にとっての助けとなっている。

●健康のために気をつけていること（図23）

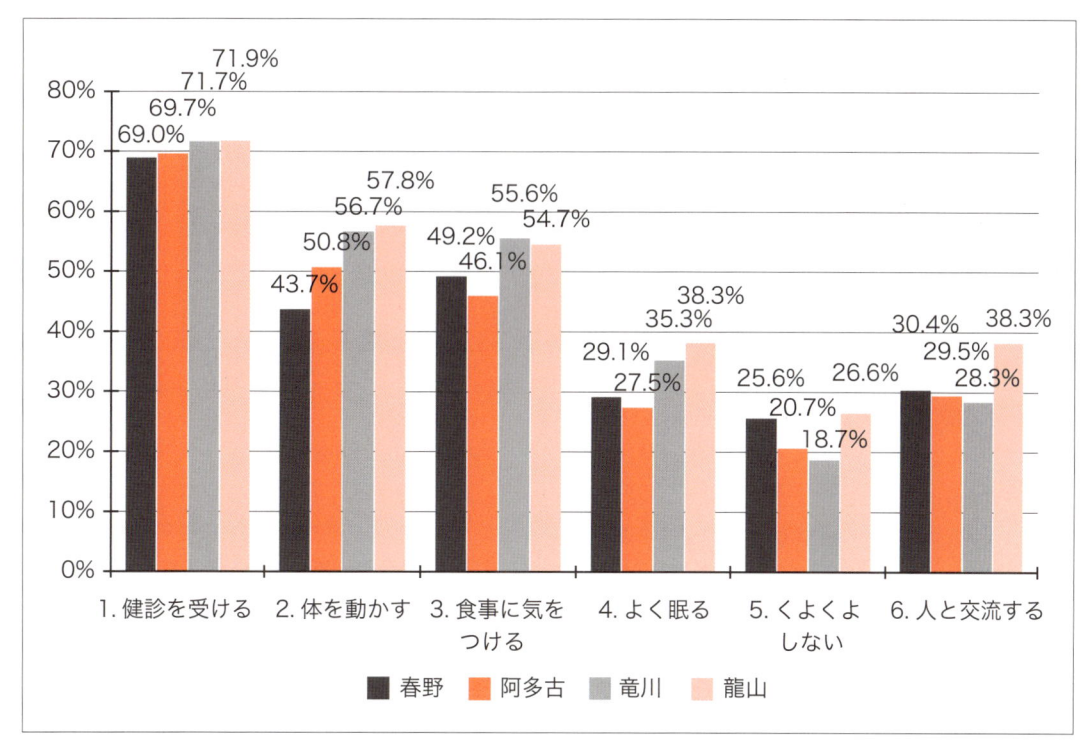

①全地区とも「検診を受ける」が70％前後で検診の重要性を認識し，行動していることがわかった。過疎地域では手遅れにならないことが大切であることを啓発しているが徐々に理解が進んでいる。

②次いで「体を動かす」「食事に気をつける」が多い。

③「人と交流する」も高率である龍山が高く，近隣の付き合いの様子が伺える。

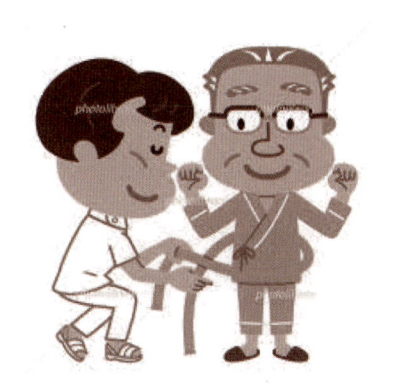

検診を受けます！

●人生を終える希望の場所（図24）

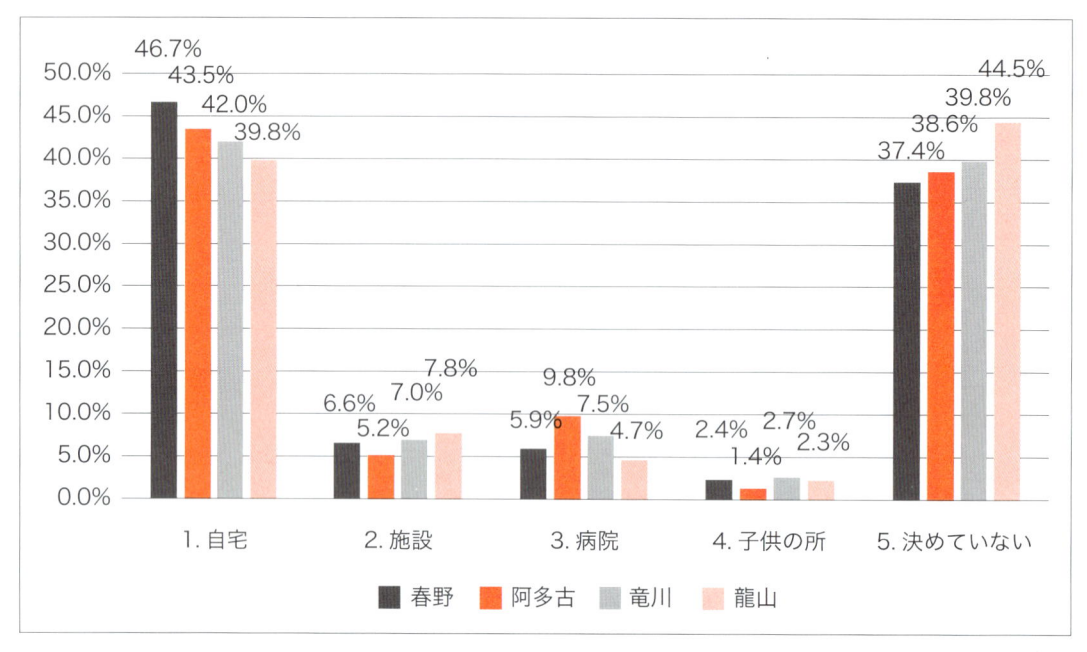

①「自宅」に次いで「決めていない」方が40％近くある。何事もなく暮らしている現状で人生の終わりを考えることは難しいと思うが，その時に自分が望む医療を近い方に伝えておくことは自分と周辺の方と両者にとって大切である。

② ACP（advance care planning）人生会議手帳の活用が進んでいないが，あらゆる場面を通して啓発することで徐々に浸透をすることを期待したい。

●地区別調査結果のまとめ

春野地区

　住民が医療の不足を感じる理由は他地区に比べて広大な面積である。地区には5つの民営診療所があるが面積が広いため通院距離が遠いこと，また医師の高齢化が進み，診療が縮小して開院時間も短くなっているので医療を受けにくい状況にある。

　住民の交通手段も限られていて通院困難者が増えることも予測される。市の中心部まで遠く，他地域で医療を受ける選択肢も限定的であることに加えて，地元で医療を受けたい希望も多い。医療崩壊の危機にあるといっても過言ではない。

阿多古地区

　県道に沿って市中心部から遠く，熊・上阿多古・下阿多古地区の順で人口も少なく，高齢化率も高い。地区の中心部に民営のあたご診療所があり，この地区の医療を一手に引き受けている。診療・検査内容も充実しており，訪問診療や受診の送迎予約まで手助けをしているので住民の信頼も厚い。一番遠い熊地区で通院の交通手段に関する不安が強いので交通確保が課題である。

龍山地区

　中心部に厚生会診療所があり，信頼できる医師の診察日に患者が集中している現状。地区の面積も比較的狭く，安価で送迎してくれるふれあいバス（タクシー）があるので通院はしやすい。住民の減少と高齢化率は群を抜いて高く，自記式調査も限界点に達していることがわかった。1人で多くを担っている医師の次を備える必要がある。

竜川地区

　中心部に林クリニックがあり，かかりつけ医として地域医療を担っている。地理的に少し足を延ばすと二俣・浜北地区にも行ける距離でありそちらにかかりつけ医を持っている方も地元クリニックと同数程度いる。地域には唯一のクリニックであったが，令和6年10月で閉院し，行政の支援を受けている。

共通の課題

1．専門科医療の不足：高齢化に伴って必要になる専門科（眼科・皮膚科・耳鼻科・整形外科など）は，地域になく遠くまで出かける必要がある。常設でなくても診療を受ける体制ができることを切望している。
2．夜間・休日の救急医療が不足：診療所の医師に頼るのは負担が大きい。
3．現状の課題を共通認識して先の備えをしておく。住民・医療従事者ともに高齢化が進み人口減少が進むと一気に医療崩壊の危機に瀕する，先への備えが急がれる。

　「たぶんそうであろう」と漠然と考えていたことが調査によって数

値で示されました。客観的なデータになると「そうであった」の確信に変わります。エビデンスをもって他機関へ説明することができます。中山間地域の調査は手間がかかりますが自治会が全面的に協力してくれました。回覧方式で全戸への配布と回収を担ってくれました。

「自分たちのことだから協力するよ」と心強い支援があり貴重な資料となりました。その実態は自記式では書けない方もいて高齢化率は調査方法の限界となった地区もあります。

住民の方々は自分の地区の医療が無くなるとここに住めなくなるという心配をしています，住民と共に医師や医療従事者も高齢になります。事前に準備しておかなければならないことは承知していても誰もどのような支援をすればよいのかわからず，時間だけが過ぎました。ふと気づくと手遅れ状態です。「あれよあれよ」という感じで傍観するしかない状況になることを経験しました。準備するのに早すぎることはないのです。大局的観点からみる役割がある方は，近視眼的な見方に留まる住民の方が困らないように多職種連携で課題解決に取り組み中山間地域の医療を守っていかなければならないと感じました。

"ずっこけエピソード" F

　地域のお祭りがあると一番に出かけて準備を始めます。大盛り上がりの後，帰りは真っ暗になって酔いつぶれて道端で寝転んでいます。

　いつでも誰でも友だちです。そこに入ればそこの人になる。集会も掃除も自治会当番も何でもやります。それゆえ皆が我らの先生と認めています。

　今日もいつものように酔いつぶれてしまいました。

　体重が重い先生は大人4人で運ぶことになっています。

　運ぶ係は前もって決まっています。声を合わせて

「よいしょ」

　軽トラックの荷台に放り投げる乱暴さです。

　すぐ近くの自宅に到着すると

「運びました」

　裏から声が聞こきえました

「そこに置いて下さい」

　まるで荷物が届いたような対応です。

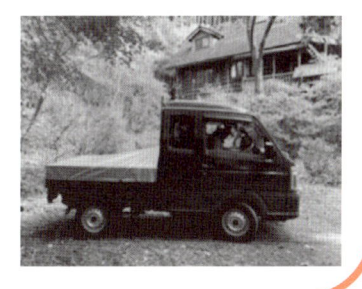

　いつものことですからお気になさらずに。

　誰が見ても荷物です。交通違反ではありません。

4章　新しいことをやってみる

地域支援看護師の誕生

　地域には無医地区があり医療脆弱地域ゆえに「ここにはお医者さんがいないので不安」「何かあったら手遅れになる」「元気だったら長生きしたいけれど寝たきりで長生きはいやだ」という住民の切実な声が多数ありました。

　一方，医療機関からは「こんなに悪くなる前に受診してほしかった」「誰も気づかなかったの」という声が届いていました。何とかなければ……と私たちは考えを巡らせました。

　そこで，住民の健康寿命の延伸や疾病の早期発見，早期受診によって悪化を防ぐために「熟練看護師の知識と技術を使って住民の健康を守ろう」と考えました。住み慣れた土地で必要な医療を受けて生涯を全うしたいという住民の願いに応え，困難な状況にある人を1人も取りこぼさないように支援を行うのです。地域には市の保健師，地域包括支援センター職員が活動していますが，高齢者が多く，十分とはいえない状況でした。そこで考えたのは「特定の地域で活動する看護師」です。

　名称は誰にでもわかりやすい「○○地域の地域支援看護師」として，自分たちの地域の担当であることを明らかにしました。

　では，どのような方に頼めるのか？　限られた時間であっても「地域のために使ってもいい」と言ってくれる看護師さんにお願いしました。

　どのような活動ができるのか？　住民自身が「自分の健康は自分で守る」ことの実践者として自己管理をするために必要な知識と観察力を習得する啓発活動に取り組みました。地域に出向く「健康講座」を

実施し，無医地区や限界集落，人口の減少など地域の支え合い力が低下している所を重点地区に決めました。医療や介護の介入前の自立の段階から始めるのが望ましいと考えたのです。

　私たちの呼びかけに対して，地域に縁がある看護師から賛同を得られ，「地域支援看護師」になってくれました。「私の出身地です。故郷への少しの恩返しです」「今も両親が暮らしています」「昔，ここに住んでいました」「夫の出身地です。何かできることがあれば」など，何らかの関りがある方が手を挙げてくれたのです。

財源はどうしよう

　課題は地域支援看護師の財源です。地域の医療機関は雇用する経済的ゆとりはありません。現在は行政からの委託金に頼っています。財源が乏しいので，現役を引退した方，扶養の範囲内で仕事をしている方，アルバイトでよい方など賃金にはこだわらず，自分の時間を活動に使えると言ってくれる方にお願いしました。地元に愛着があり，熟練した看護技術と知識を持ち，地域支援看護師としての素養を十二分に持ち合わせていました。お互いに細切れの時間をつなぎ合わせ，補完し合って素晴らしいチームワークで活動してくれています。

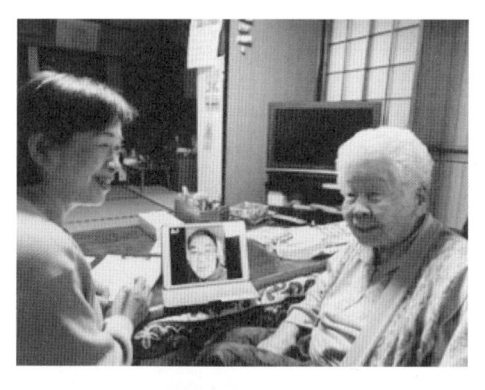

103歳の方です。
家からの坂道が急で診療所に
行けません

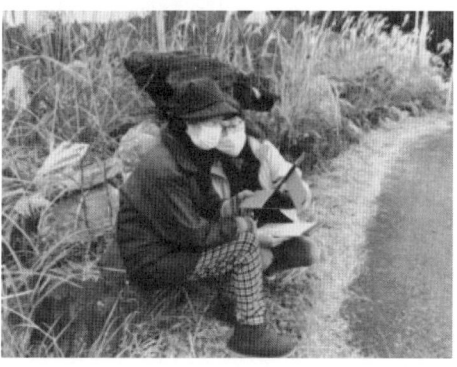

自宅に電波が届きません，
つながる所を探して青空オン
ライン診療です

主な活動1．オンライン診療の補助

　中山間地では，公共交通の縮小や高齢による運転免許の返納，家族員の減少などにより，通院困難になった方が多数います。その方々を対象にオンライン診療を行っています。しかし，患者さんが1人で主治医とつながるかことはできません，そこでタブレットを持参した地域支援看護師が患者さん宅を訪問して主治医とつなげます。

　地域の診療所の看護師が患者宅に出かける余裕はありませんので，地域支援看護師が役割を担います。

　オンライン診療の対象となる方の大まかの基準を決めました。

①オンライン診療の対象患者選定の基準と手順（**表10**）

項目	評価
慢性疾患で医師がオンライン診療が可能と判断	
通院が困難　遠距離である	
診療所までの送迎が困難（バス・老々介護など）	
オンライン診療を受けることを承諾している	
診療車が自宅に行くことを承諾している	
家族または近親者が理解している	
年齢がおおむね65歳以上である	
自宅または近所に車を停める場所がある	
携帯電話の電波が届く（例外もあり）	

主治医と相談の上，基準に合致する対象者を決める
　※希望者が多数の場合マトリックス表で患者の優先度を決める

②患者・家族への説明と承諾

　地域支援看護師が患者宅へ出向き説明書に沿って説明を行い，タブレットを使ってのデモンストレーションを行い，理解をしてもらい承諾を得ます。

③主治医と相談してオンライン診療の日時を決めます。

④診療の当日，地域支援看護師が患者宅に出向き，バイタル測定などを実施，オンラインをつなぐ準備をします。

⑤主治医が操作に不慣れな場合は，慣れるまで事務スタッフが補助します。

⑥支援看護師はバイタルサイン測定，観察を行い，診療時の補助を行う。患者と医師の会話の円滑化を助けスムーズな診療を補助します。

医師の指示によって肺音，心音の聴取や浮腫の観察などを行い報告します。

歩行の様子などはタブレットに映して見てもらいます。

⑦支援看護師は診療記録を記入後，主治医に提出します。

⑧診療所は薬の手配（レターパックの活用など）を行います。

⑨患者に次回の予約と支払いの説明をして，主治医に記録を提出し報告をします。

⑩診療代金は次回，診療所に行ったとき時または家族が近くに行った時などに支払います。地域支援看護師は金銭のやり取りはしません。

【患者・家族用の説明資料】

オンライン診療（テレビ画面を通して医師の診察を受ける）の説明

地域支援看護師は主治医からの指示を受けて，通院に困っている方の診療のお手伝いをしています。

どのような方ですか？

通院が困難な方，病状が安定していている方で医師がテレビ画面を通しての診療でよいと判断した方です。

どのように進めるのですか？

①診察の日を予約します→診療所でやってくれます。

②必要な道具（タブレットなど）は地域支援看護師がもって行きます。

③当日は自宅にいてください。

地域支援看護師が車であなたの家に来ます。

あなたの家または看護師の車の中で画面を通して医師の診察を受けます。

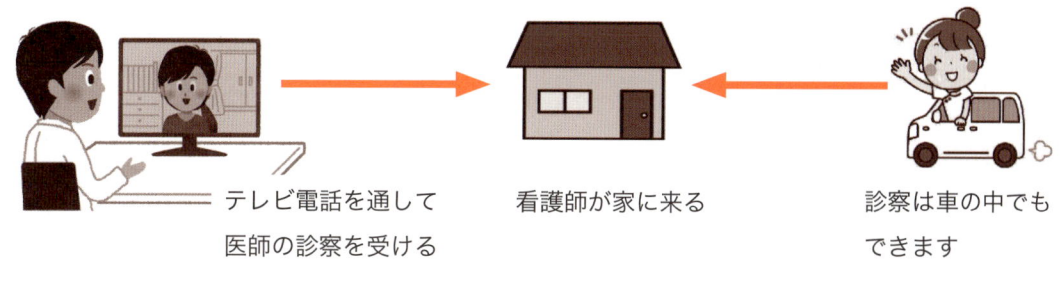

| テレビ電話を通して医師の診察を受ける | 看護師が家に来る | 診察は車の中でもできます |

図25

　気になっていることなどいつもの診察の時と同じように画面の先生に伝えてお話し下さい。

　熱・血圧などは看護師がはかり，あなたの様子を画面で医師に伝えます。

④お薬などは医師からの指示で診療所から郵送で届けます。

⑤次の診察の時に代金をお払い下さい。

⑥この診察でも代金はいつもと同じです。

⑦通院する回数が減り通院が少し楽になります。

⑧受けてみて嫌であればいつでもやめられます。

⑨わからないことは診療所にお聞きください。

【評価】

・通院が困難な理由は診療所までの距離が遠い，家族の送迎が困難，自身も高齢で外出が億劫などの理由で受診しない方はオンライン診療で受診が可能になります。

・難聴の方が多く，医師の問いかけを耳元で伝えて意思疎通を助け診療を補助します。

・日頃，他者との会話が少ないので，話を聞いてほしい方が多くコミュニケーションの場になります。

【オンライン診療の様子】

医師側

・自宅の居間の映像から生活している様子がわかる
・家族と会話ができる
・触診は看護師さんに代わってやってもらう

地域支援看護師

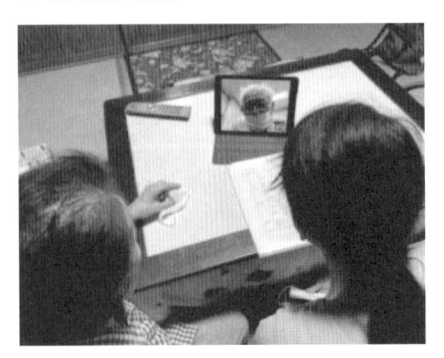

患者側

・看護師さんが聞こえにくいことの説明をしてくれる
・いつもの診察と変わらない
・看護師さんが話をよく聞いてくれる
・歩く様子を映して見てもらいましょうなど

・同居の方の話を聞くこともあり，家族教育の場として活用できるメリットもあります。
・「歩く様子を見せて」「呼吸音を聞いて」「足のむくみの様子を映して」という医師からの指示に的確に応えることで，対面診療との差を縮めることができます。
・自宅での行動や過ごし方の観察には重要な情報で専門職がかかわる意味が大きいです。
・楽しみに待っている方が多い。
・独居の方が多く，他者との交流の場となることや安否確認の場にもなります。
・多くの方が診療所から車で30分以上もかかる所に自宅があり，山道は細く車のすれ違いも苦労する状況で自宅に来てくれると「助かる」の声を多く聞きます。

主な活動2. 出前健康講座

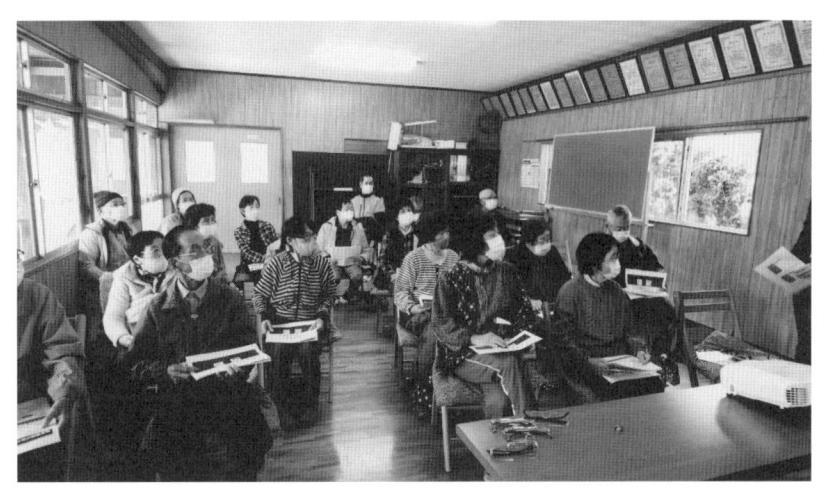

真剣に学び意見交換をします

①無医地区など医療体制が脆弱な地域で啓発活動も少ない地域住民を対象に健康に関する知識などを習得する。
②活動内容
　・活動の告知：回覧板で事前にチラシを全戸配布
　・当日のテーマ，内容構成の企画と準備
　・会場設営：自治会の協力を得て会場を確保して実施
　・日時：自治会と協議して決める

・内容：前回の質問の回答・集団学習（講座）・やってみよう（自宅でできる実践）

意見交換（私が知っていることを教えます）

希望者のバイタルチェック・個別相談・その他

・お気軽健康ノートの活用：個別に相談したいことを記入して提出，支援看護師からの返信による交流を図る。

・アンケート調査（希望のテーマなどを聞く）

③活動の実際

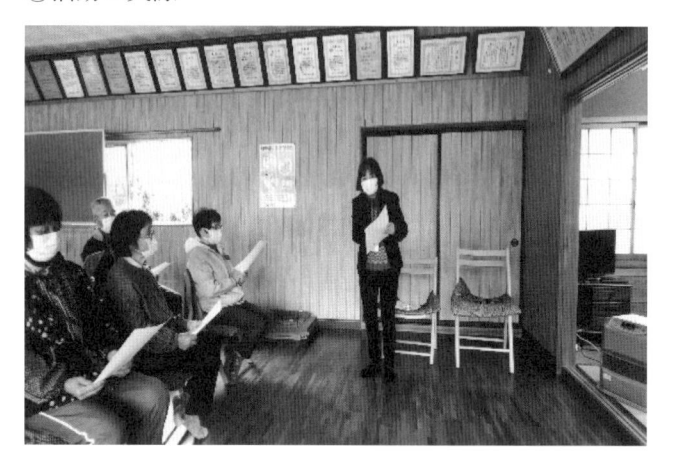

評価

①全世帯に参加の知らせを行い，毎回の参加人数は全世帯の半数程度であった。

平日の昼間であることを考えると多数が参加していることになる。高齢化が顕著で在宅の方が多い結果でもあろう。

②参加者は熱心で講話に関連する質問が多く，会場とのやりとりも参考になっている。

③アンケートでは全員が講話を聞くだけではなくやってみようと思うことがあったと回答，目的としている行動変容に踏み出していることの確認ができた。

その場でやってみた（口の体操，唾液腺のマッサージ）などが効果的であったと思う。

④講話を聞いて家族や知人に伝えることがあった方が90％いた。

この場に来ることができない周囲の方への浸透につながることがわかった。

口コミを通して伝わる大切な啓発と考えられる。

⑤リモートでの講話は始めてあったが65％がこの場で聞くのと変わらないと回答している，慣れると違和感は薄れると思われる。

　遠い病院からの医師による講話であったが，どこからでも啓発活動ができることの実証ができた。

⑥毎回，約20名程度の参加者ある「続けて参加したい」という意見もあり，コアな参加者が地域の健康リーダー的な存在になることを期待したい。

⑦活動は地道に継続することで成果が出ると思う，繰り返し聞くことで「大切なこと」を認識できると思う。

⑧会場では質問の答えをまず，参加者に回答をお願いしてみる，住民同士がお互いに解決できることがあると知ってもらうことで自助力

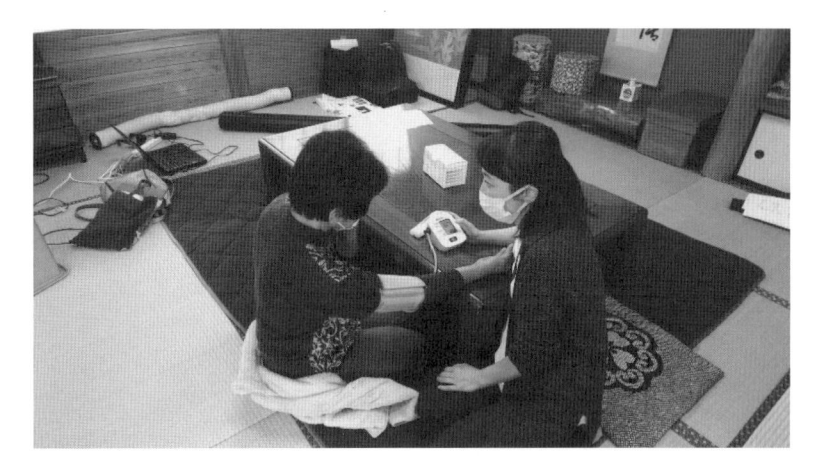

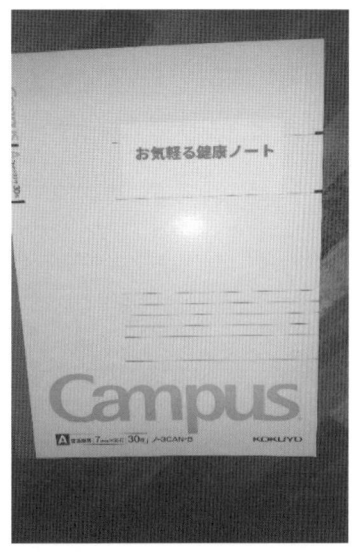

住民との交流に「お手軽健康ノート」を
活用して個人の疑問に答えています

が育成されると思う。

一方的に伝えることから脱却することを目指せるのではないか。

健康講座の留意点

対象のほとんどは高齢者であることを前提に効果的な健康講座にするための原則

①内容は「なぜそうするのか」を理解してもらうように身体の構造と機能をわかりやすく説明する。

②日頃の観察にいかせるように正常と異常を知ってもらう。

③日常の経験を交えて具体的に説明する。

④予防と受診の判断基準を伝える。

⑤参加人数が少なくても講座は開設する，継続することが優先。

⑥重要なテーマは繰り返し伝える。

⑦季節や話題のテーマを取り入れる。

⑧理解を助けるために視覚を重視する→PP スライドを作成して器機（スクリーン・プロジェクター・パソコン）などを持参する。

⑨難聴の方が多いのでマイクを使う。

⑩資料を印刷して手渡す，参加できない方への説明にも使える。

⑪参加者の意見を聞きながら対話を交えて進める。

⑫次回の開催予定はその場で相談して決める。

地域支援看護師は地区別に活動しています，お互いが感じている課題や成果について年間2回，集合して意見交換し，学習する機会を設けています。それぞれの地区の特徴はありますが他地域の活動で自分の所で活用できることを考えるなど，新たな気づきがあり貴重な機会となっています。以下は直近の学習会の記録です。

地域支援看護師学習会

目的：地域支援看護師活動が目指していることを理解する。

地域支援看護師としての実践を通して今後の活動内容を考える。

支援看護師同士の情報交換から自地区で活かせることを見出す。

討議内容

オンライン診療の検討課題

①地域支援看護師の代替として考えられる人材

- 専門職である看護師が関わることで対象者の生活をアセスメントして課題を見出して必要なサービスに繋げることができる。
- 単なる伝達者ではできない分野であり，他の職種は考えにくい。
- 医療の質を低下させないためにも専門職がかかわるのが望ましい。

②患者・家族がタブレットを使えるようになる時期までの対策

- 個人差もあるが対象者が自ら操作するには課題が大きい。
- ボタン1つでつながる試みも始まるようで期待できるかも知れない。

③地域支援看護師が訪問することの意義

- 専門職の目で観察することで生活や医療・介護に関わる課題を見出し，必要なサービスにつなぐことができる。
- 対象者からの相談なども多く，看護師に聞いてほしい要望がある。
- 診察室の医師には見えない生活の部分も看護師の視点で観察して報告ができる。

④オンライン診療が広がらない。

- オンライン診療の意義を見出して発信しないと他の医師に必要性が伝わらず，広がりに欠ける。どのように発信するか課題である。

⑤災害で地域の環境が激変して訪問先までの道路が通行できず訪問に時間を要する。

- 道路の崩壊で迂回路を使うので半日では1件の訪問が手一杯の状況なっている。状況によって対応することが必要である。

⑥オンライン診療がうまくいかなかった例としては，「他者が自宅に入るための準備などに気疲れしてしまった」，「説明だけでは解決せず，本人の思いを受け入れるしかなかった」などがあった。

新たな展開

交通弱者を対象として該当者を選定していたが，実践から違う視点が見えてきた。

- 疾患への認識が薄く，診察に来ることが難しい方（認知症など）はオンライン診療によ

り自宅で受診すると慣れた環境で安心するため，スムーズに診察を受けることができる。

今まで無理に受診させていた家族の負担も軽くなる。

・オンライン診療時にケアマネジャーにも参加してもらい医師も一緒に日頃の様子や課題を話し合うこともできる。

調整が難しく開催が困難なケア会議もオンライン診療時にできる。

・患者の選定には医師のみでなく，情報を持っている診療所の受付事務や外来看護師からの情報を共有することが必要。

健康講座による啓発活動

①同じような活動をしている他の団体との連携，差別化をどうするか。

・わずかな時間で活動している地域支援看護師に依存したい傾向があり，地区の保健師の認識が薄い，包括支援センターとは話し合いを行い合意できている，住民視点での情報交換を進める。

・差別化として春野地区は原則として無医地区を対象としている，人数が少ない地区など教育の機会が少ないことも要件としている。

引佐地区は畑仕事が生活の中心で自宅から出ない方，会場にも行けない方を対象としたい，近隣の方が5人程度集まってやっている「おしゃべり会」に参加して活動を進めている。

②啓発活動の成果を客観的に評価して成果を明らかにする。

・継続して実施している地区では参加者が限定されてきているので中長期的に評価してみると成果が出ると思う，評価尺度の検討を課題とする。

まとめ

オンライン診療は通院弱者に限定せず，認知症などの事情によって外来に行けない方など対象者の選択の巾を広げ必要性によって判断する。

自宅で医師とつながるので多職種によるケア会議としてもオンライン診療の場を使える。

健康講座は独自性をもって小さな活動を地道に継続して評価することが必要。

地域の医療資源を活用

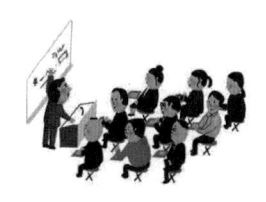

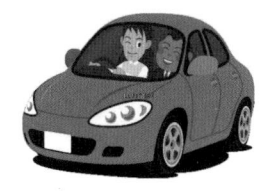

　地域にあるさまざまな医療資源を地域の住民にどのように活用してもらうかと考えてきました。数年前までは地域の集会場に住民の方に集まってもらい地域の医師が講師として健康講座を開催していました。

　年を追うごとに住民の高齢化が進み近くの集会場に来ることも難しくなりました。

　送迎をしていた方も徐々に活動できなくなり，限られた方しか参加できなくなりました。なるべく多くの方に聞いてほしいと願っていた目的が達成できなくなりました。

　健康の啓発活動は多くの方に届くことを目的としていましたので，参加者が少なくなると目的が達成できなくなります。そこで地区の医師が作成した健康寿命を延伸するために「知っておきたい・実践してほしい」ことをリーフレットの形にして毎年1回「皆さんの地域のお医者さんたちが作ってくれました。健康的な生活を送るための参考にして下さい」のメッセージを添えて全戸配布をしています。

　「手元にあるといつでも見られる」「集会場に行けないからうれしい」「かかりつけのお医者さんが書いてくれる」「楽しみにしている」などの声が多く寄せられています。

　住民がリーフレットを通して地元のお医者さんとつながることも大切にしています。

　地域在住の医師・歯科医師などの方が順番に担当して作成してくれます。

> 天竜区医療・介護連携標語
> 「助けあおう　一人じゃないよ　天竜区」

　リーフレットの一部を紹介します。

令和5年度　健康講座

「頭を空っぽにする呼吸の法−めいそうの教え−」

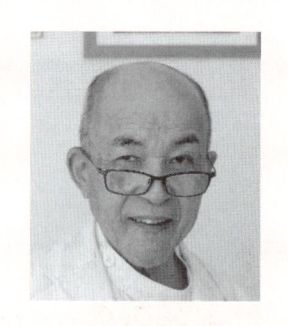

龍山診療所　若林 宏和

　今回は呼吸のとってもありがたい効能についてお話しいたします。このページを見るまで皆さんは呼吸のこと真剣に考えたことありましたか？

　体の動きの中で呼吸は特別です。心臓は生まれてからずっと自動的に動いています。肺は眠っているときも起きているときも気にしなくても自動的に呼吸していますし，自分の意思で息こらえも深呼吸も思いのままにできます。肺は意識と無意識の二刀流で呼吸をしています。こんな臓器はほかにはありません。

　呼吸の「呼」は空気を吐くことで「吸」は空気を吸うことですが，吐くとき吸うときで体の状態も変わります。脈は吐くときに遅くなり吸うときに速くなります。また格闘技では吐くときに比べ吸うときに相手の反応動作が遅くなるので技をかけやすいそうです。昔の将棋名人の升田幸三は軍隊での剣道の経験から「相手の呼吸をよく見るんだ。人間は必ず息を吸って吐く。息を吐いているときは攻撃しても無駄だ。相手が息を吐き終わって吸い始めた瞬間にエイヤッと打ち込む。大抵の人間息を吸い始めた瞬間は無防備になるものだ」と言っています。ウンチは息を吸ってこらえて出しますがこれは力みやすいからです（蛇足でした）。

　内臓の動きを調節している神経を自律神経といいます。自動車で運転手がいなくても勝手に運転してくれることを自律走行というのと同じで勝手に調節してくれる神経です。自律神経には働きが真逆の二種類があって「これはヤバい！ 逃げなくては」と思えばドキドキ脈が速くなる，これが交感神経。温泉につかっていて「いい湯だなあ，極楽極楽」と思えばゆーったり脈が遅くなるし呼吸も落ち着く，これが迷走神経です。

　意識していないとき呼吸は自律神経で調節されていますが，呼吸が自律神経に働きかけることもできます。呼吸をゆったりすることで迷走神経が優位になって脈はゆっくりになり血圧も下がります。

　呼吸を整えることに意識を集中するとほかのことに気が回らなくなり自然と雑念が消えて頭が空っぽ。雑念が消えると心配や悩みも消えて交感神経が落ち着き身体もリラックス，といいことだらけ。

　現代の生理学の知識で説明しましたがこういう呼吸の効能を250年も前に説いていたのが白隠禅師というお坊さんです。「駿河には過ぎたるものが二つあり富士のお山に原の白隠」と謳われた沼津市の原出身の名僧です。その白隠のおすすめの「数息観（すそくかん）」という呼吸を使った瞑想法の超簡易版をお教えします。これを極めれば360歳まで長生きすると書いてあります！

　では始めます……

　静かで暖かい寝室などで仰向けに寝てリラックスします。目は瞑って，もしくは薄目を開けて鼻の前においた鳥の毛（赤い羽根募金のみたいな）が揺れないくらいに静かに呼吸します。呼吸は丹田呼吸という下腹部を膨らませる呼吸ですが難しいので普通の腹式呼吸でおなかの奥まで息をゆっくり吸い込みます。息を吐くときに「ひとー」吸うときに「つ」と心の中で唱えて，吐いて「ふたー」吸って「つ」と続けていき「ななー」「つ」までいったら，はいおしまい。

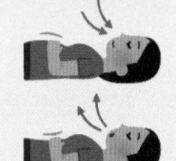

図26

　原文には300回まですると書いてありますがあまりすると過呼吸状態になって救急車で運ばれる人も出てくるかもしれないので8回以上はやめておいてください。スーハースーハー急いでするのもよくありません。時間が惜しいという意識に気を取られているからです。ひたすらゆっくり静かに吐いて吸うおなかの奥に空気を吸い込むという呼吸の様子に意識を集中してください。

　血圧の高い患者さんに2回深呼吸をしてもらったら半分程のひとが20くらい血圧下がります。迷走神経と頭空っぽのおかげと思います。ですからたった7回の呼吸と侮るなかれ，頭空っぽ気分爽快請け負います。

　ちなみに鼻の前の鳥の羽毛は置いたつもりでという意味で実際に置かなくていいですよ，吸い込むとくしゃみでせっかくの呼吸が台無しになりますから。

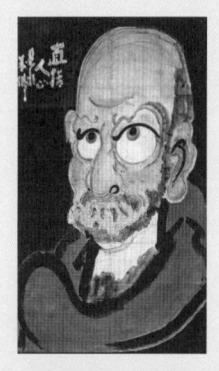

　これは白隠が描いた達磨です。自画像ではないですが本人に似ています。

　ではまた来年！

図27　白隠慧鶴《半身達磨》1767
（明和4）年頃，紙本着色

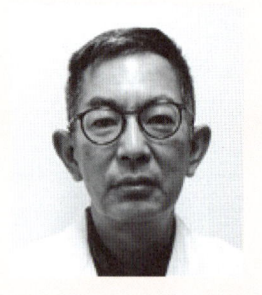

令和5年度　健康講座

「マスクの話」

亀井内科　院長　亀井　健

　新型コロナ肺炎が流行してからマスクは世界的に日常の風景になりました。日本では以前からインフルエンザなど風邪の流行期や花粉症対策として，また，咳エチケットとして使われていたので，自分としてはあまり違和感がありませんでしたが……新型コロナ肺炎が5類になり，マスクの規制も緩くなった今，マスクについて少し。

　マスクは，

1）防塵マスク：DS2などと表示され主に工業用

2）感染対策医療用マスク（JIS　T9002）：N95マスクなど

3）一般用および医療用マスク（JIS　T9001）：サージカルマスクや花粉用として販売されている物

4）家庭用マスク：布製マスク，ウレタン製マスクなど

　があります。

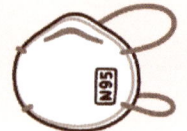

図28

　2）3）は2021年に JIS 規格が作られ，これ以前はアメリカのマスクの規格に合わせていました。

　感染対策として効果の違いはウイルスをはじめ細かな粒子を捕まえる力の差になります。この差は大雑把に言うとマスクに使われる材料にあいた穴の大きさとなります。より小さな物を捕まえるためには穴を小さくしなければなりません。そのため性能を上げると空気が通りにくくなるので，息苦しさを感じます。

　実際に発熱外来で N95マスクをして患者さんと話をしていると息切れする時があります。また，新型コロナ肺炎が流行りはじめた頃，中国で N95マスクをつけて運動していた児童が窒息死した例も話題になりました。

　さてマスクの目的別使い方について。

1）口の中の乾燥予防，防寒対策として

　秋から冬にかけて空気が乾燥して冷たい風が吹き，唇，口の中の乾燥，冷えが気になる季節。

対策としてマスクが有効です。

　乾燥した空気を口で吸い込むと口の中から空気の通り道である気管が乾燥します。乾燥すると吸い込まれたホコリ，細菌，ウィルスなどを捕らえる粘液が減少し，本来，痰として排泄される機能が弱くなります。また吸い込んだ冷たい空気は体を冷やします。

　マスクを使用すると乾燥して冷たい空気が直接入らないため息の中に含まれる水分，唾液などで口の中の湿度が保たれるとともに体の中から冷えるのを防ぐ効果が得られます。またイビキや鼻詰まりが酷く朝起きると喉がイガイガして痛む人にも効果が期待できます。マスクが気にならない人は試してみて下さい。

　保温，保湿のため使用する場合，花粉症・一般用マスクで息苦しさを感じるときは布マスクなどを試してみてもいいと思います。それと，布マスク，ウレタン製マスクは洗って再利用できるので懐には優しいと思います。

2）花粉症，ホコリ対策

　花粉症，埃っぽい場所で使うマスクは布マスク，ウレタン製マスク，JIS規格一般用マスク（市販されている花粉症，PM2.5対応マスクなど）になります。布マスク，ウレタン製マスクは微小粒子捕捉率が約70％前後とされ，花粉症用マスクで95〜98％になります。性能が高ければ効果も高くなる反面，息苦しさも強くなります。反対に低ければ効果はイマイチだけど呼吸は楽になります。この差はかなり個人差が出るので使い易い物を探してみましょう。一般用および医療用マスク規格のものは使い捨てが原則で再利用はできません（普通は1日1〜2枚ぐらいか？）。

3）感染症対策

　感染症対策のマスクの目的は感染した人が細菌やウイルスを外に出さないようにすること，外から体内に入れないことです。

　インフルエンザ，新型コロナウイルスなど感染症については「一般用および医療用マスク（JIS　T9001）」に準じたものであればよいと思います。

　新型コロナ肺炎で有名になったN95マスクは通気性が悪いためよほどのことがない限り必要ないと考えます。

　感染予防のためどんな時にマスクすればよいのか？

　感染症（インフルエンザ，新型コロナ肺炎など）が流行している時は基本的に外や換気のよい場所以外では使用した方が無難でしょう。

　流行期でなければ必要に応じて使いましょう。外や換気のよい場所では基本的には不要と考えます。換気の悪い場所，人混みでは気になる方はつけましょう。

　病院，診療所ではつけていた方が望ましいです。感染予防のため必要に応じて換気，消毒などは日常的されていますが，用心するにこしたことはありません。

　マスクの感染予防効果は完全ではありませんが，先にも書きましたが口から気管にかけての乾燥予防，粘膜保護による予防効果も期待できます。

　手洗い，うがいなどの感染予防策とあわせて必要に応じて使うことが必要と考えます。

　マスクの効果はいろいろあります。場所，状況に合わせて賢く利用していきましょう。

"ずっこけエピソード" G

> 　「先生のエピソードを聞きたいので，一番詳しい奥さんにインタビューしてもいいですか」
> 　「それは絶対，駄目です」
> 　「どうしてですか」
> 　「彼女は被害者だから」
> 　「そうですか」
> 　外で大活躍している先生の私生活は家族の犠牲の上に成り立っているのかと考えると妙に納得してしまいました。
> 　「奥さん陰の支援，ありがとうございます」
>
> 　先生が入る会議や集まりはいつも大爆笑です。
> 　ある日，奥さんに聞いてみました。
> 　「自宅では毎日，楽しいでしょうね」
> 　「外では楽しいですか」
> 　「医師にしておくのはもったいない，漫才師にしたいくらいですよ」
> 　後日，先生から「外のことを言ったら駄目」
> 　「『外では楽しいらしいね』と嫌味をチクリ」
> 　どちらも先生の地です。
> 　とやかく言ってもみんな先生のことが大好きです。

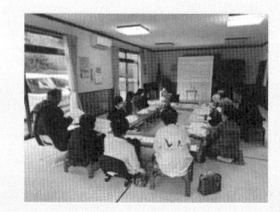

令和5年度　健康講座

「おいしくご飯が食べられていますか？」

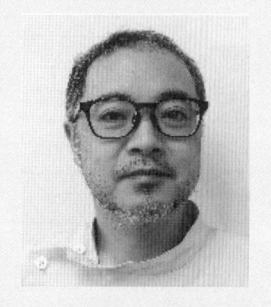

平賀歯科医院　平賀　敦

おいしくご飯が食べられていますか？

　突然ですが皆さん，食べることは好きですか？　一番好きな食べ物は何ですか？　思い浮かびましたか？　今，食べることや好きな食べ物を想像した時にこのように思った方はいませんか？　若い時のように何でも食べたいけれどもなんだか最近硬いものが食べられない，むせやすい，口の中が乾きやすい，飲み込みにくくなった気がする，などなど。これらは口の機能の低下が起き始めているかもしれませんというサインになります。この状態をオーラルフレイルと呼びます。オーラルは日本語で口腔，フレイルは虚弱を意味する造語になります。このオーラルフレイルが全身のフレイルや要介護状態に進む1つの要因と言われています。そこで今回なぜオーラルフレイルになってしまうのか？ではその治療や予防法は？　などについて少しお話をしてみたいと思います。

1．オーラルフレイルはどのように起きるのか

　オーラルフレイルとは「噛む」「話す」「飲み込む」などの機能が衰えた状態のことを言います。ではこのような状態になってしまうきっかけは何なのでしょうか？　単純に歳を重ねる事でこれらが衰えていくこともあるでしょうし，それ以外にも虫歯や歯周病があって歯がぐらぐらして痛くて噛めない，入れ歯が合わなくてうまく噛めない，なども原因として考えられます。とにかく原因は何であれ噛む事が出来なくなればだんだんと噛む力は衰え，硬いものが食べられなくなり柔らかいものばかり食べるようになります。そうすると噛むために必要な筋肉はさらに衰えてしまい，より噛む力が衰えてしまうという悪循環に陥ってしまうのです。こうして食べられる物に偏りが出れば当然食欲の低下や栄養面にも影響が出てきます。その結果全身の機能低下や介護状態が進みやすくなることも考えられるわけです。

2．オーラルフレイルの診断

　オーラルフレイルについて何となくでもイメージすることができたでしょうか。そうなると次に気になるのは，今現在の私はどうなのかだと思います。では次のチェック表を用いてご診断をしてみましょう。質問に対して自分に当てはまる答えを選択して，出た点数の合計で自分の今の状態を知ることができます。

質問事項	はい	いいえ	自分の点数を記入
半年前と比べて，かたい物が食べにくくなった	2		
お茶や汁物でむせることがある	2		
義歯（入れ歯）を入れている	2		
口の渇きが気になる	1		
半年前と比べて，外出が少なくなった	1		
さきイカ・たくあんくらいのかたさの食べ物をかむことができる		1	
1日に2回以上，歯をみがく		1	
1年に1回以上，歯医者に行く		1	
合計点数			

0点～2点
オーラルフレイルの危険性は低い

3点
オーラルフレイルの危険性あり

4点以上
オーラルフレイルの危険性が高い

出典：東京大学高齢社会総合研究機構　田中友規，飯島勝矢

図29

3．オーラルフレイルの予防と対策

　先ほどのチェックで皆さんそれぞれ結果が出たと思います。先にお話ししたように口の中に虫歯や歯周病があったり，合わない入れ歯があって噛めない場合はそれに対しての治療を受けることで噛むことができる状態を作ります。次に加齢による衰えに対して噛む力や飲み込む力を維持するために口の周りの筋肉を鍛えるトレーニングを行うことがよいとされています。

① 「ウー」と口をすぼめた後「イー」と横に開く
② 頬を膨らませた後すぼめるという動きを数回する
③ パ，タ，カ，ラの各発音8回を2セット行う
　　などです。

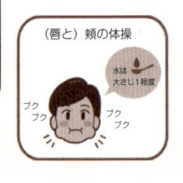
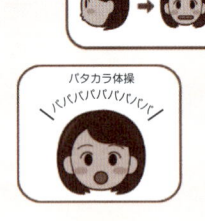

図30

4．最後に

　今回オーラルフレイルとは何かから始まり，その原因，予防，対策について簡単ではありますがお話しさせて頂きました。今後ますます高齢者社会が進む中で，街の歯医者として，オーラルフレイルという考え方によって皆さんの健康寿命を少しでもサポートできればと思っております。ぜひ食べることを楽しんで，そして口の中だけではなく全身の健康を維持するためにご自身の口の中の状態や噛むことに少しでも関心を持って頂けたら幸いです。

令和4年度　健康講座

「肩の痛みについて」

～肩があがらない　その肩大丈夫？～

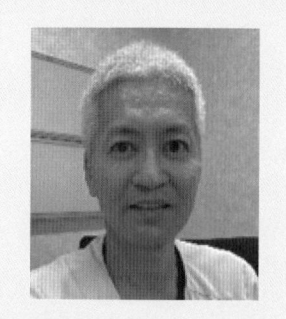

鈴木診療院　鈴木　勝之

「肩関節の構造」

　体の中で最も可動域の大きな関節です。骨，筋，腱板，滑液包などから成り立っており，構造も大変複雑になっています。そのため肩の痛みの原因も様々です。ここではよくある<u>三大原因</u>についてお話します。

1.「五十肩」

　肩関節周囲炎や凍結肩とも言います。

　年齢を重ねるほど発生しやすい疾患で40～60代が好発時期です。関節の可動域に制限が生じ，腕があがらなかったり，痛みが発生します。痛みは片方の場合と両方の肩に発生する場合があります。原因は，加齢に伴い肩関節の周辺組織が変性してしまい，<u>関節内で炎症が発生</u>してしまうためです。五十肩は，症状から三期に分けられます。

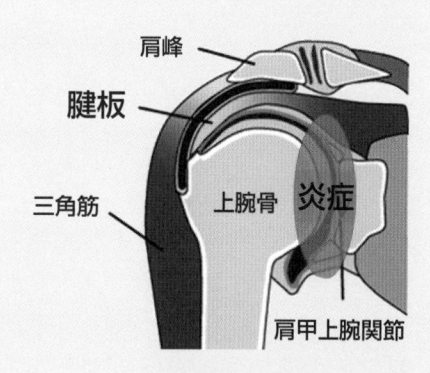

図31

　急性期：痛みが強くなるとともに，肩関節が動きにくくなります。（発症～2週間程度）

　慢性期：徐々に痛みは減るが，肩関節は動きにくいままです。（2か月～1年）

　回復期：痛みは少なくなるものの，可動域には若干制限が残ります。

・治療方法　ほとんどが，鎮痛剤や注射，リハビリにて回復します。しかし，可動域にひどい制限が残る場合は手術が必要な場合があります。

2.「腱板断裂」

　症状は五十肩と似ていますが，可動域の制限が発生することは少ないです。また，腕をあげるときに，<u>ジョリジョリと音がする</u>場合があります。原因としては，肩を使いすぎによる<u>腱板の老化</u>や外傷によります。一度切断してしまうと自然治癒は見込めません。

・治療方法　鎮痛剤や注射，リハビリにて回復しま

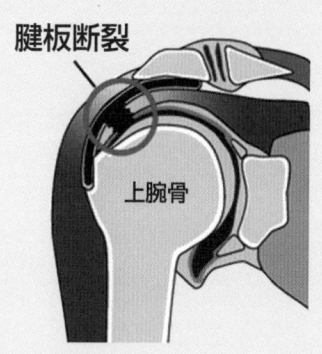

図32

す。しかし，肩の痛みが取れない場合は断裂部を縫合します。手術後は装具にて固定を行い，１か月ほどの安静が必要です。

３.「石灰沈着性腱板炎」
せっかいちんちゃくせいけんばんえん

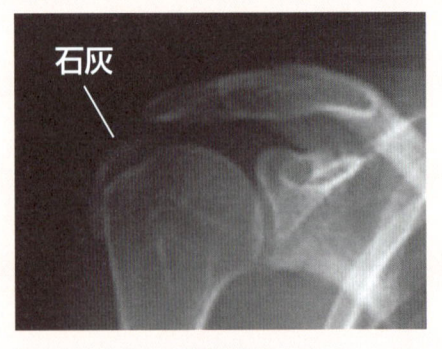

図33

夜に突然激しい痛みが出現する傾向にあります。40～50代に多く女性が60～70％を占めます。重いものを持ち上げる仕事や手を上に挙げる動作が多いスポーツをしている方にみられる場合もあります。原因としては，関節内にミルク状のカルシウムが腱板に付着し，徐々に固まっていきます。さらに症状が進むと炎症を起こし，痛みが発生します。

・治療方法　カルシウムがまだミルク状の場合は，注射針をさし，吸引して抜き取ります。カルシウムは自然に血管に吸収されてなくなることもあります。しかし，肩の動きにひどい制限が残る場合は手術が必要な場合があります。

４.「まとめ」

肩の痛みがあると五十肩だと自己判断してしまう人が多いようですが，このように原因は様々でそれぞれ治療方法が異なります。痛みが取れない場合は五十肩だと思い込まず，まずは病院などで相談してみましょう。

医療の不足を何とかしよう

　人口3,500人，面積252km²，高齢化率48％，診療所5か所，病院なしの春野地区の住民の心配は，診療所の医師が高齢となり，どこも後継者がいないので，10年後には地域の医療がなくなっているかも知れないという不安です。

　医師たちは地域の人たちのために，できることをできるまでやるという決意で日々の診療に当たっていますが，医師だけではなく，職員も高齢になり，訪問診療も医師が1人で出かけていました。夜間や休日診療，遠方への往診などの負担が重くのしかかり，新しいことに取り組む意欲はなく，現状維持が精一杯で，この先どのようにするかという展望は描けない状況でした。

　一方，住民は，市の中心部まで遠く，地元で日常の医療を受けてここで人生を終えたいと希望する方が大多数でした。このままでは気づいた時には地域に医療がなくなっていることは明らかです。

　何としても今後の備えをしないればいけないと考えました。地域の医師たちは「現状はわかっているが行動する意欲もゆとりもない」と言います。その医師たちに「どうしますか」と聞くのは無理です。自分たちの考えは伝えてくれているのです。当事者であるがゆえに行動を起こせないということを認識しました。それならば周りが行動して備えなければなりません。

　まず取り掛かったことは，住民の考えを知るための調査です。全世帯対象に医療・介護に関する調査を実施しました。自治会の協力を得て88％の高率で調査用紙の回収でき，回答から住民のニーズは把握できました。

　地域の主人公である住民の代表者と医師会，行政がタッグを組んで活動を始めました。データは揃っています。課題も明らかですが一気に全てが準備できるわけではありません。

　まず取り組む優先順位をつけました，内科は継続して診療しています。住民が不足と感じている専門科医療に着目しました。高齢化に伴って必要性が高くなる眼科・整形外科・耳鼻科・皮膚科などです。

　地元には内科診療所しかありません，専門科の医師が地域に出向いてくれるだろうか。医師の交渉は上野山医師が担当してくれました。

長らく検討を続け足踏みが続いていた事態が動き始めました。頑として動かない山が動いたと感じた瞬間でした。たとえ週に1回，月に1回でも専門科のひとつでも開設できれば一歩が出ます。

　地域の診療所の午後の空き時間に専門科の医師が診察してくれる体制を整えることにしました。課題は山積です。場所を貸してくれる診療所はあるか，医師だけでは診療はできません。事務，看護師，薬剤師，放射線技師などの医療チームが必要です。どこに専門職の支援を頼むか。患者の移動が困難な地域です。通院の交通手段はどうするか，予約，連絡などこまめにやってくれるコーディネーターの育成，マニュアルの作成など。準備すべき特殊な医療器機は何か，医師の報酬はどのようにするのかなどの財政に関する課題の解決はどうするのか。あらゆることを想定して可能な限りの準備を整えて出発の目途が立ちました。一連の動きに沿ったデモンストレーションや打合せを数回，実施して最終確認ができました。それでも出てくる課題は実施しながら考えることにしました。

　この春，週1回の整形外科診療と月1回の眼科診療が始まりました。多くの近隣，医療機関の協力と支援で長らくの住民の要望を1つ叶えることができました。専門科医療の開設の経験は今後，内科医療が無くなりそうな事態が生じた時にも使えると考えました。

　住民視点で医療継続の可能性を具体的に検討して実施する。その一歩として住民が望んでいる専門科医療を地域に開設することを当面の目標としました。ここに至る背景は3年前に実施した全世帯対象の住民調査結果から住民の要望が明らかになったことです。「いつも調査だけして終わることなく何か形にしてほしい」との住民の声に応えることでした。具体的な行動計画に移すために「春野医療ワーキングチーム」を立ち上げて3年，喧々諤々と時には対立しながらも地道に検討を重ねてきました。

　参加メンバーは住民代表，医師会チーム，行政など少人数で意見を集約してメンバー各自が行動するチームとして準備を進めました。

　動き始めた専門科診療が地域に根づくために今後，ワーキングチームは側面からの支援や評価が主たる活動になります。フロントランナーとしての役割を果たしていかなければなりません。住民の「よかった」の声が聞けるまでまだまだ伴走は続きます。中山間地域医療の成功事例の1つになれば後に続くところも出てくると期待します。

活動を見える化した

　私たちの活動は，「そうらしい」という噂的な声も含めて多職種や住民，医療関係者からの話が入ってくると，事実を知るために必要な調査をすることから始めます。調査結果を分析，考察して，多職種に提示しグループワークなどを通して多くの方の意見を聞いて対策を考え，多職種と共に実践します。このような一連のプロセスを共有するためのツールとして活動を記録にまとめて情報発信をしています。

　記録は文書化して誰もが見えるように可視化する必要がありました。TZT チームが多職種と一緒に調査・実践したことはその周囲の関係者も含めて情報公開をして，必要に応じて活用してもらうことで生きた資料となります。

　冊子は調査に協力してくれた住民の方にも配布し，地域で起きていることを自分たちのこととして知ってもらうことが不可欠でした。

　時間と手間がかかる作業ですが，活動の可視化は大切な役割と思っています。毎年，冊子にして400〜500部くらいを必要な方に配布しています。

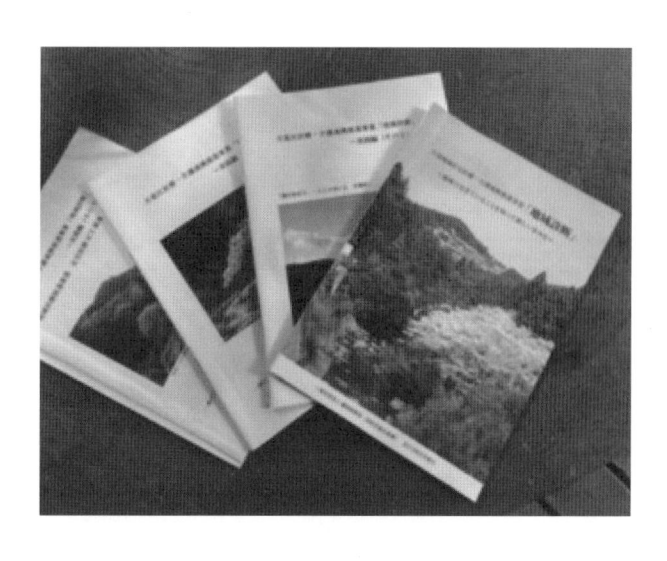

"ずっこけエピソード" H

ある夜，忘年会の仮装大会で厚いドーランを塗って怖い顔をしているときでした。救急のSOS。

「往診に来て下さい」

100歳を超えた高齢者が死を迎えたようです。

暗闇に紛れて急いでタオルで顔を拭き神妙な様子で患者さん宅へ行きました。集まった家族からどっと笑いがおきました。

さすがに100歳を超えての大往生だな，笑いが起きるのかと思ったら，

「先生，どうかしたの，口紅がついているよ」

「緑色の汗が流れているよ」

忘年会で盛り上がっていたことを察知されたようでヒヤヒヤ，隠し事はできません。

大往生の患者さんにも笑われているようでした。家族全員に看取られてよい人生の締めくくりだった最期にお化け顔をお見せできました。

第2部

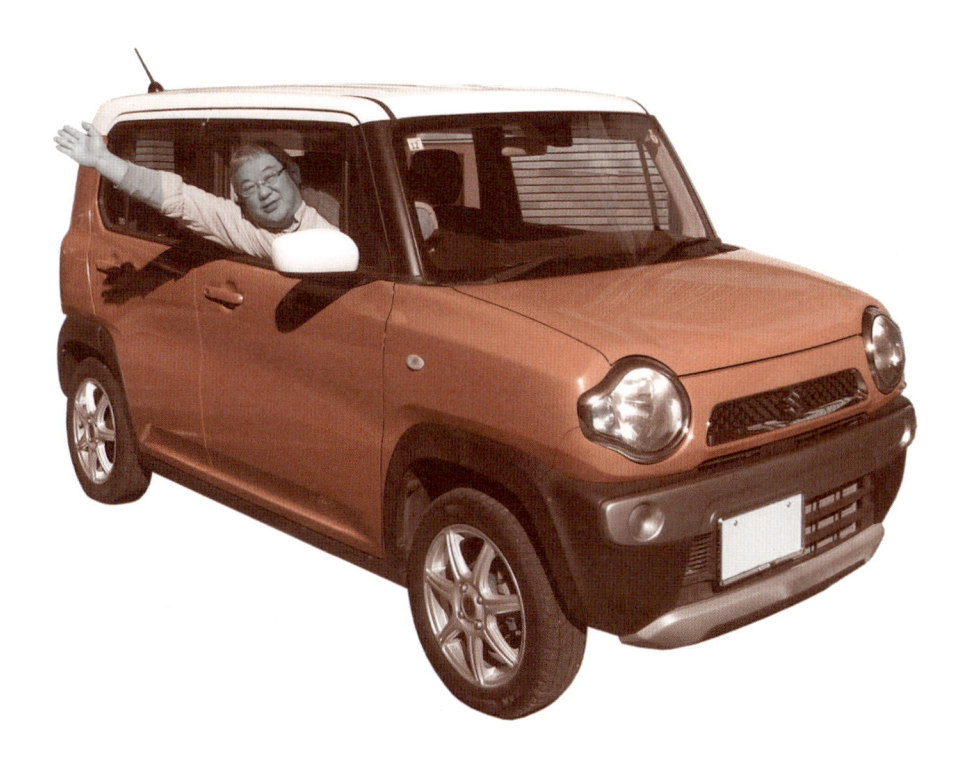

A　リーダーが実践する地域医療

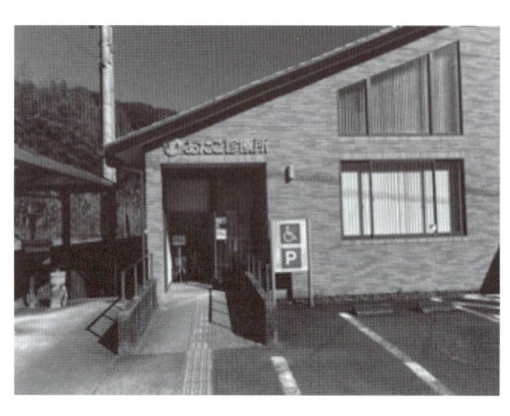

あたご診療所の基本方針

1．診療科・年齢を問わず幅広い疾患に対応
2．高齢者にやさしい診療
3．在宅医療や時間外診療を積極的に行う

診療所のやさしさ

　　・職員がやさしい：丁寧な説明・親しみやす
　　　　　　　　　　　さ
・治療がやさしい：高齢者の特性をいかした治療・幅広い診療科
・体にやさしい　：近くにある・薬局や検査が院内にある・土足で
　　　　　　　　　いい
・心にやさしい　：待合室に知り合いが多い・のんびり・お茶が飲
　　　　　　　　　める
・財布に優しい　：遠くに行かなくていい・院内処方・何でも診て
　　　　　　　　　くれる

　在宅医療とは「訪問診療や往診」住民宅に出かけ医療を提供すること，そしていつでも「救急事態」に対応すること。慢性期疾患を持ち「日常の医療」を必要とする方への対応では家族背景や生活丸ごとを含めて医療を提供すること。

　山間部の医師はいつでも（夜間・休日でも）誰でも（子供も高齢者も）どこでも（外来も訪問診療も）何科でも（小児科も内科も外科も）診療します。患者のすぐ近くに居て何でも相談できる「かかりつけ医」としての働きもしています。つまり医療で困っているとどこでも駆けつけて相談を受け対応することだと考えています。

　しかし，１人の頑張りには限界があります。何とかやってこられたのは所属する医師会の先生たち，総合病院の先生たちとの協力と連携のおかげです。また包括ケアで医療・介護の多職種の方々との連携で地域医療ができていると実感しています。

　住民の方々の健康に関する啓発活動は地域医療を根底で支える大切な役割です。時間を作っては小さな集会に出かけて対話しながら健康教育を行う地道な開発活動もしています。

　地域医療は人とのつながりがなければ成り立ちません。絶好のチャンスは「食べ会・飲み会・遊び会・運動会・お祭り」など地域の皆さんといつも一緒に行動しながら要望を聞いてどこの誰と繋げて課題を解決するかと考えています。原則は時間を作ってどこにでも顔を出してみることです。

　医療が脆弱な山間地域では予防が何より大切です。地域の少人数の幼稚園児・小学生・中学生には予防接種100%を目指してボランティアの協力を得て公民館などで予防接種を行います。感染症を抑えることができ学級閉鎖の話題も聞きません。

　山間部特有の医療もあります，マムシ・ムカデ・ダニ・ハチなどに咬まれた時の急を要する対応，山仕事での事故などに備えることも大切な役割です。

　中山間地医療は予期せぬ事態と遭遇することも珍しくなく，常に心構えをしています。

　一方で楽しいことは人生経験豊かな人たちから教わる知恵，豊かな自然・動物・ホタルに癒される心地よさなどお金で買えないものが得られることです。

　地域のことは何でも知っている精神で人々と共に歩んでいきたいと思っています。

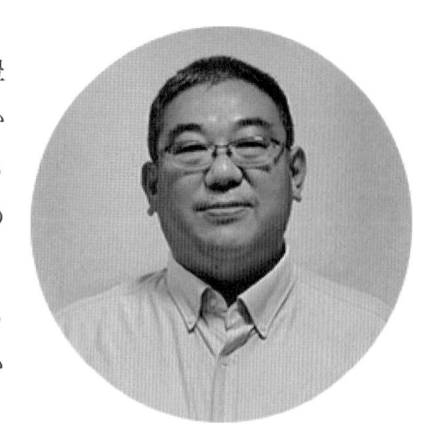

上野山　庄一（医師）

"ずっこけエピソード" I

講演会の日，少ないメンバーで受付，案内とてんてこ舞い

「あれっ，駐車場の案内がいない，忘れていた」

「誰か手が空いている人はいない？」

「いません」

「ちょっと様子を見てくるね」

なんと手際よく車を誘導している人がいます。

「だれ？」

先生です。何の違和感もなく，交通誘導員になりすましています。

どのような仕事も完璧にできる人です。

私は医者だということは微塵も感じさせません。

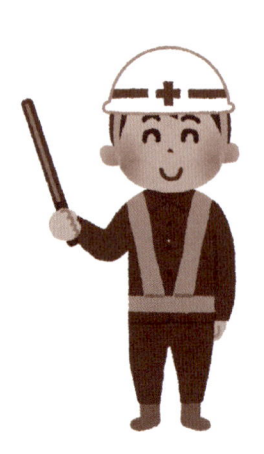

"ずっこけエピソード" J

私たちの活動が評価されて浜松市の医療奨励賞を受賞しました。ちょっと誇らしげな受賞の様子が新聞に掲載されました。

それを見た人の第一声

「先生がネクタイ締めている」

「スーツ姿，初めて見た」

「背広，持っていた」

「すごいね，スーツ着ている」

誰も受賞の感想を述べません。そんなに珍しいのか。いつも傍にいる先生は診察着か，普段着オンリーだから想像ができなかったのです。

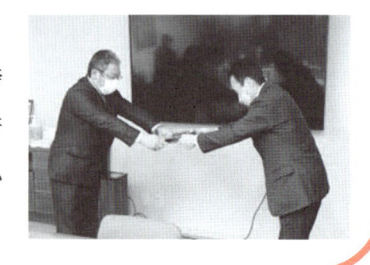

B　あたご診療所の活動―公共交通の支援

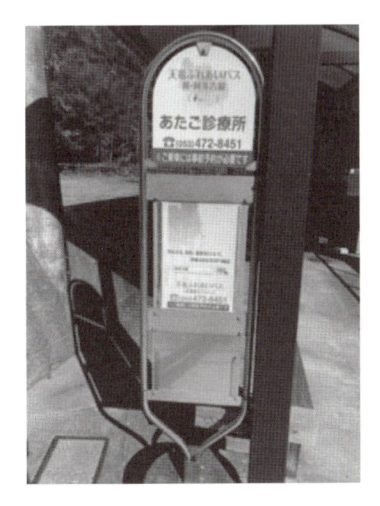

　2018年，阿多古路線バスの廃止が決まりました，利用者の減少と深刻な運転手不足でバス路線の維持ができなくなったのです，住民たちの会話です。

　「昔は林業や紙すきが盛んで子供もいたけど，今では年寄りばっかりで仕方ないか」

　「さみしいね」

　「私はバスで遠くの病院に通っているの，困るわ」

　「ここは不便だけれど今さら他の土地に引っ越してもね」

　「人とのつながりが大事だわ」

　「孫たちと暮らしたいけど仕事もお店もない田舎じゃあね」

「畑を手放して施設に入るしかないか」

　市は廃止路線を自主運行で存続するデマンド型に変えました。つまり予約が必要となります。10人乗りのジャンボタクシー，予約は2時間前までに行う。

　「携帯，持ってないけどうまく使えるかしら」

　「一人だけでも予約したら来てくれるの」

戸惑う住民たちの声

　あたご診療所にて患者を無料で自宅に送り届けるサービス（かえるカー）が19年前から続いています。

　地元の退職者がボランティア精神で運営しています。

　「かえるカーで年間，1,600回ほど運行しているのでそれだけバスの需要があるということです」

　交通手段がないために高齢者が病院に行くのをためらうと病気の悪化や孤独死を招いてしまうことが気がかりで何とかしなければと思いました。

住民の声

「家からバス停まで5キロメートルも離れているので歩くのは大変」

「高齢者の事故が多いのはわかっているけれど，免許を更新して運転を続けるしかないのかな」

とりあえず存続することになったけれど継続には高いハードルが待っていました。

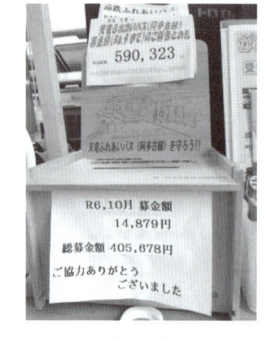

診療所も市と連携し支援をしています。

・バスの予約をしてあげる，予約のメモを手渡す。

・現在はバスを使ってない住民にも将来のことを考えて寄付を呼びかけ，地域内に募金箱を設置する。

募金箱

・事前に回数券を購入してもらう。

路線維持のための目標は利用率16%を超えることです。

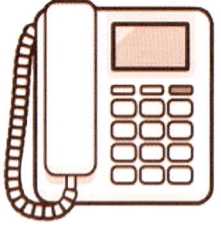

高齢者になると予約はとても難しいのです

「かえるカー」システム

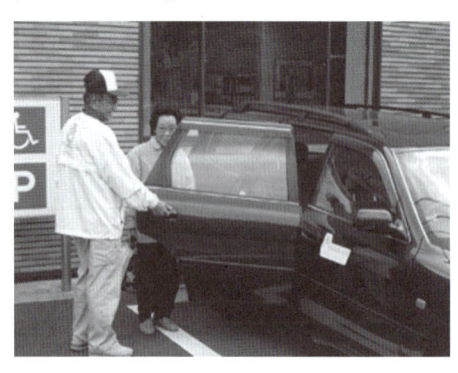

かえるカー

診察が終ったら
自宅の玄関まで送ります
今日もかわいい車が山道を
走っています

「朝は息子が仕事に行く途中で診療所に降ろしてくれるからいいけど，帰りが困るのよね」

「バスは長く待たないと来ないからね」

「バス停までも遠くてね，休みながら歩くけれど大変」

「何とかならないかね」

「診療所に来るのも一苦労」

などなど住民からの「バスがなくて困った」声が先生の耳に届いていました。

何とかしなければ

地区の元気な人に集まってもらい，診察が終わった患者さんを診療所から自宅まで送る「かえるカー」計画を相談しました。

「時間はあるから，やるよ」

「チームを組んで週1回くらいなら協力できるよ」「先生の頼みは断れない」「いつもお世話になっているから」など協力してくれそうな人たちが集まってくれました。

車を準備してボランティアとはいえお小遣いくらいは渡さないと，メンバーの募集，車の準備，ガソリン，保険，点検，車検など考えることは山積。また，チームを組んで活動できる曜日を申請してメンバー表の作成。「かえるカー」の人と分かるように制服を準備などなど，考えられる限りの準備をしてはじまりました。

恩恵を受けている患者さんたちは「帰りの心配がないから安心して診療所に来られる」

患者さんの思いに応えた素晴らしいシステムです。

地域に眼科診療が来た

住民調査をすると医療の困りごとの声の多くは専門科診療（眼科・耳鼻科・皮膚科・整形外科など）が受けられないことでした。高齢になると必要な科ですが，過疎地域にはありません。全ての科を整えることはできませんが，何とか希望に応えたい。

上野山医師は早速，眼科の医師に相談しました，幸い診療車を持っている医師が思いに賛同してくれました，すぐに準備が始まりました。診療車と一緒に地域の診療所に来てもらえるように誘致したのです。

準備は広報，予約の受けつけ，診療所の位置，待合室の準備，眼科の職員は眼科診療車と来てくれますが，予診の聞き取り，記録，会計，投薬など受け手側の手助けも必要です。何をどのように区分するのか

詳細な打合せと実証実験を経て修正を繰り返しながら進めました。

「ここで眼科の診療が受けられてうれしい」「車椅子でも診療車に入れるの」「遠い町まで行かなくて助かります」「あきらめていました」など多くの喜びの声があります。

診療所は午後を訪問診療の時間にしてあります，その時間を使って眼科の診療車が来て診療をするという，画期的な考えが実現しました。住民が困っていることを何とかしたいという思いが形になりました。行政も全面的に支援してくれました，まさにチーム一丸の実践編です。

この実践経験を他の地域でも実践すべく活動を広げています，過疎地の医療は新しい視点で何ができるかを考えることから始まります。いつものことですが「できない理由を探さず，どうすればできるか」を考える視点で行動します。

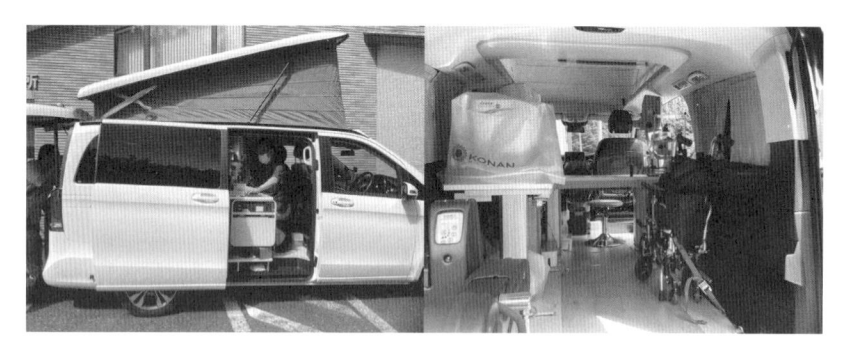

今では手術車もやってきて山の中で眼科の手術が受けられます。
夢みたい

開始から15か月で，延べ327人の方が受診しました。診療車の中で手術を受けた方は24人います。

かみあたごに

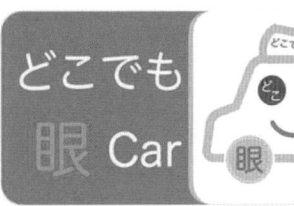

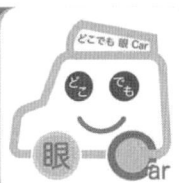

どこでも眼Car

眼科 がやってくる！

毎月第4木曜日　　午後2:30-4:30
9月28日（木）より開院
予約制　　送迎可能

遠方の眼科に通院中の方、是非ご利用ください
小出先生が車の中で診察します

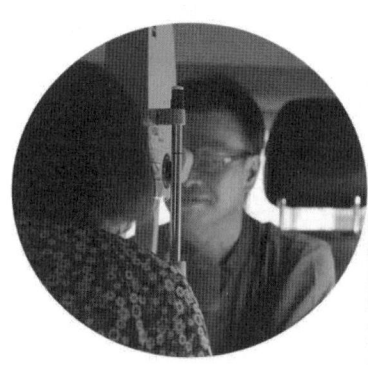

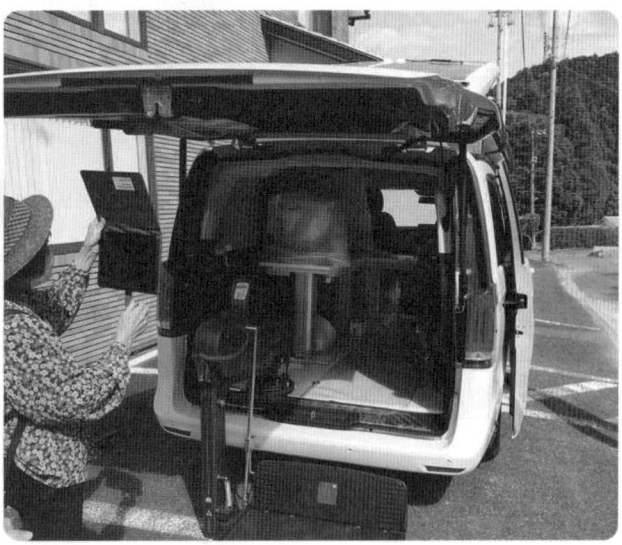

車椅子でもOK

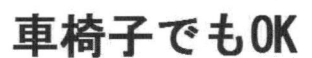

"ずっこけエピソード" K

　お酒は大好きですが夜間も休日も自分の時間はほとんどありません，たまに思い切り飲んで酔いつぶれてタクシーに乗りました。

　途中でいびきが止まり無呼吸になったと知った運転手が声をかけました。

「お客さん，大丈夫ですか，息が止まっていますよ」

「はあ～」

「息，していませんよ，救急車呼びますか」

「はあ～，俺は医者だから大丈夫」

「冗談はよしてください，大変ですよ」

「救急車呼んでも呼ばれる医者は俺だし」

「何を言っているのですか」

何とか自宅までたどり着きましたとさ。

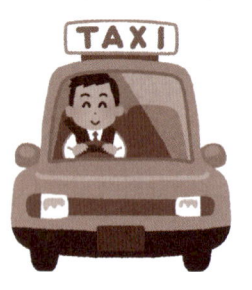 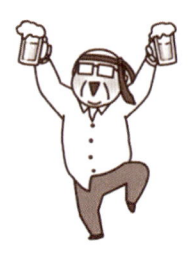

C 活動を支える「チーム上野山」

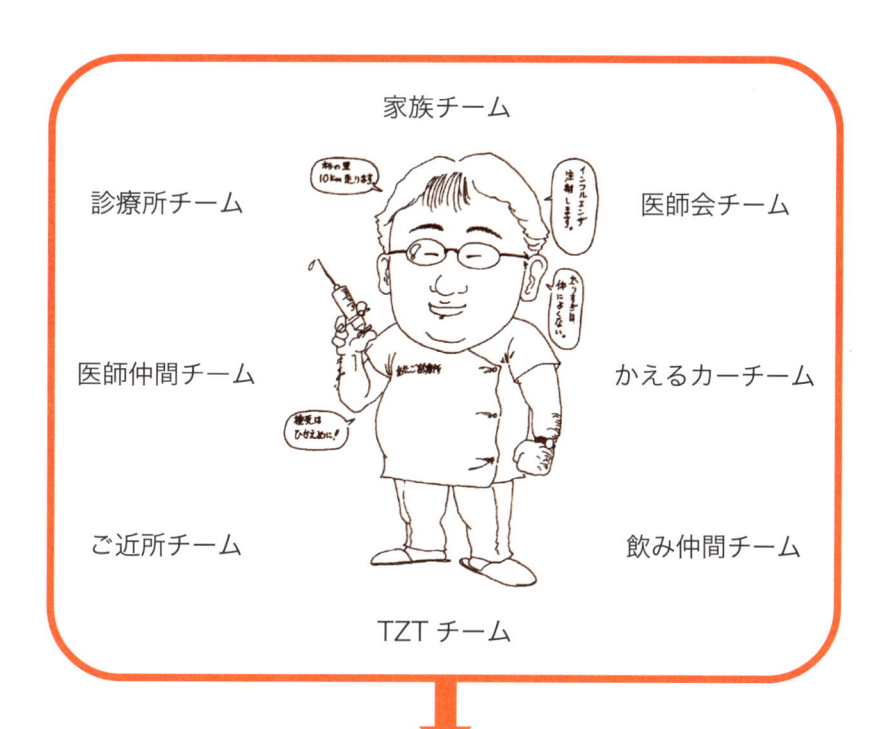

チーム上野山
あらゆるチームにとって居なくてはならない医師！
忙しくても断れない
それが自分の首を絞めることになるとわかっていても
つい「いいよ」と言ってしまう
誰からも頼られ
愛される人です
地域にこの人がいるので安心して暮らしていけます
もう少しゆっくりしてもいいのですが
どんなに多忙でもやせてないからまだまだ大丈夫
無理を言ってもいいかどうかの判断は先生の外観です

"ずっこけエピソード" L

インフルエンザの予防注射，住民のためにと，どこよりも安くしてくれます。

「どうして安いの」

「インフルエンザにかかると困るからなるべく大勢の人に打ってほしいから安くしている」

「水を混ぜて薄めているのかな～」

「人の好意を無にする言い方だよ」

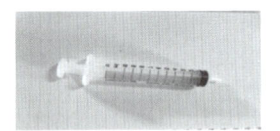

「他の先生には決して言えません」

こんな失礼なことを言える信頼関係です。

"ずっこけエピソード" M

若い頃のこと，山の上に往診に出かけました。車が通る道はありません。若さに任せて重い酸素ボンベを担いで山道を歩きました。

「ハアハア，ゼエゼエ」

重くてヘトヘト，息も絶え絶えにようやく患者さん宅にたどり着きました。

「先生，早く診て下さい」

「はいはい」

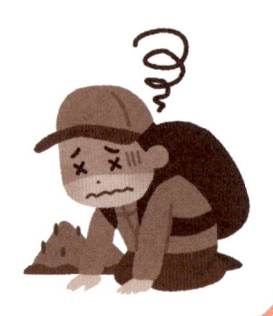

まずは自分に酸素吸入をしないと仕事ができません（独り言）。

おわりに

　この活動の源泉はリーダーである上野山医師の地域医療に対する熱い想いです。私たちが暮らす僻地では医療は脆弱で，診療所は頼みの綱です。「困っている人がいればいつでも駆けつける」「自分にできることがあればやってみる」というリーダーの考えと行動力がチームメンバーを動かします。

　「できない理由を探さず，どうすればできるか」から始めます。リーダーの根っからの明るさと誰にも好かれる人柄が多くの人を引き付けて人々が集まってきます。

　私も人生の終盤は人里離れた場所で静かに暮らす計画でしたが，上野山医師との出会いでまだ少しだけ残っている力を使えるかも知れないと思い活動に参加しました。参加しているメンバーの知り合いを通して人が集まり，アメーバーのように広がり続けています。お互いが少しの時間を出し合って補完することで，できる範囲の活動をしています。得られることは自分自身の今後を生きる糧となる無形の宝物です。

　僻地の取るに足らない小さな活動でも記録に残すことで誰かの参考になるかも知れないと考えました。猪突猛進のようなハラハラする活動を常に大所高所から評価し支援をいただいている磐周医師会の鈴木勝之会長に心より感謝を申し上げます。また活動は浜松市の委託と協力を受けていますお礼を申し上げたいと思います。

　この本は看護の科学新社・濱崎浩一さんのお力添えで出版できました，お礼を申し上げたいと思います。

TZT チーム　天竜区在宅医療コーディネーター　犬塚　久美子

[資料]

地域の現状を把握して課題を明確にして今後の活動方針を作成するために「地域診断」をしました。

天竜区における地域診断の有用性
～診断・提言・実践を通して～

一般社団法人磐周医師会　天竜区在宅医療支援チーム

代表者　磐周医師会　副会長　上野山　庄一

要旨

TZT（tenryu-zaitakusien team）では5年前から天竜区の医療・介護提供状況に関する実態調査を進めてきた。調査結果や多職種合同カンファレンスなどの活動内容を根拠に地域診断を行い，地域の課題を明らかにして提言として可視化し課題解決に向けた実践をしてきた。活動の実際について地域診断の方法，情報の共有化，提言，実践のプロセスを検証して成果を以下の視点で分析した。

①地域診断の有用性

②提言を実践するために必要な要素

③実践結果の検証と今後の展望

専門職は地域診断を基に住民，行政などと協力して，ともに活動を進めてきた。その結果広義の意味で地域の人々および専門職の力を育てることにつながることを経験値として獲得できた。これらのことから我々が行った地域診断と一連のプロセスは有用であったと評価できる。

I　研究目的

医療・介護資源の乏しい中山間地域の天竜区では医療や介護に関する課題の解決を住民と医療・介護の専門職が一体となり，身近なことから実践することが求められている。地域資源の活用，住民への啓発活動など早めの対応で健康・介護問題が深刻化する前に医療や介護につなぐ必要がある。活動に関して主体的にリーダーシップを発揮するのは医療・介護の専門職である。

地域診断を行い，提言を作成し，可視化した内容を専門職と住民が共有して，実践してきた，一連の過程を振り返り成果と今後の展望を明らかにしたい。

Ⅱ 研究方法

　天竜区では多職種連携合同カンファレンスを定例化し，テーマに沿って討議やグループワークを行ってきた。当初の目的であった，顔の見える関係の作りを進め，関係性を構築することで円滑な人間関係を作り，お互いの専門性を活用して，問題解決につながる一定の成果が得られていた。そんな中，次のステップに移行できず，カンファレンス参加の意味が薄れているという専門職の声があり，マンネリ化が危惧されていた。

　そのような時，地域医療の先端を行く，福井県高浜町和田診療所を視察する機会が得られ，地域の課題を可視化して専門職が目指すことを明確にするための地域診断が必要ではないかという示唆が得られた。中山間地に適した地域診断はどのようにすればよいのか，まだ保健活動の一部でしか，地域診断という言葉も使われていない先駆的な状況で，手探りの中で天竜区独自の方法を見出すところからの出発であった。

　一般的に地域診断とは「地域（コミュニティ）をひとつの対象として，様々な情報や地域活動から地域の特徴やニーズ，地域の課題を明らかにしていくこと，また課題解決のための実践と評価も含めた一連の活動全体のこと」[1]と定義されている。

　数年前から進めていた各種の調査結果を材料として天竜版「地域診断」を実施することに着手した。

　我々の診断の特徴は以下の3点である。

①データが偏らないように「住民の視点」「医療・介護の提供状況」「多職種活動の意見」の3側面から分析をした。

②データ収集は専門職や住民への質問紙による量的データに限定せず，訪問による聞き取り調査，グループワークを通しての意見収集という質的データで裏付けをする手法を組み合わせ，小さな声を拾い，本質に迫る実践的な診断をした。

③診断に当たっては関係者で進捗状況を確認，修正をしながら進めた。

　これらの結果を整理して，専門職の力を借りて地域診断から提言という形にまとめた。

　文字にして可視化することで関係者のコンセンサスを得て地域での実践活動に進めることができた。

　地域診断に至った過程を明らかにするとともに地域診断を踏まえた提言と実践の成果をまとめるために以下の各種調査データを目的に沿って分析，考察して結果を導いた。

　天竜区独自の地域診断の方法および診断の概要を以下に示した。具体的な調査結果については2019年2月発行の一般社団法人磐周医師会の「地域診断～地域でおきていることを知って新しい歩みを～」を参照。

【医療・介護に関する調査】

①診療所調査：問診票による自記式調査および訪問による聞き取り調査

②訪問看護ステーション：問診票による自記式調査および訪問による聞き取り調査

③近隣病院の地域連携室：問診票による自記式調査および訪問による聞き取り調査

④休日救急の利用実態調査：データ集計

⑤ケアプラン作成数・介護関連情報の調査：問診票による自記式調査

【専門職（民生児童委員を含む）に関する調査】

⑥「多職種合同カンファレンス」「中山間地の医療・介護を考える会」：グループワーク記録発言記録

【住民に関する調査】

⑦「医療・介護に関する住民行動の実態と意識」「地区別講話の評価」：質問紙による自記式調査

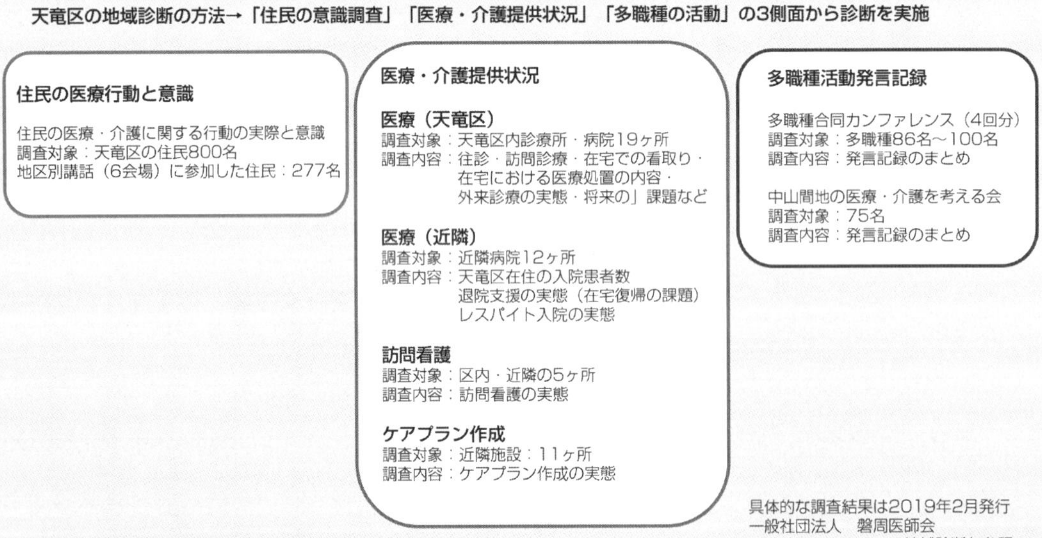

天竜区の地域診断の方法→「住民の意識調査」「医療・介護提供状況」「多職種の活動」の3側面から診断を実施

住民の医療行動と意識

住民の医療・介護に関する行動の実際と意識
調査対象：天竜区の住民800名
地区別講話（6会場）に参加した住民：277名

医療・介護提供状況

医療（天竜区）
調査対象：天竜区内診療所・病院19ヶ所
調査内容：往診・訪問診療・在宅での看取り・
　　　　　在宅における医療処置の内容・
　　　　　外来診療の実態・将来の」課題など

医療（近隣）
調査対象：近隣病院12ヶ所
調査内容：天竜区在住の入院患者数
　　　　　退院支援の実態（在宅復帰の課題）
　　　　　レスパイト入院の実態

訪問看護
調査対象：区内・近隣の5ヶ所
調査内容：訪問看護の実態

ケアプラン作成
調査対象：近隣施設：11ヶ所
調査内容：ケアプラン作成の実態

多職種活動発言記録

多職種合同カンファレンス（4回分）
調査対象：多職種86名〜100名
調査内容：発言記録のまとめ

中山間地の医療・介護を考える会
調査対象：75名
調査内容：発言記録のまとめ

具体的な調査結果は2019年2月発行
一般社団法人　磐周医師会
　　　　　　地域診断」参照

図1　地域診断の根拠リソース

研究期間

2017年度〜2020年度

Ⅲ　研究結果

【地域診断の概要】

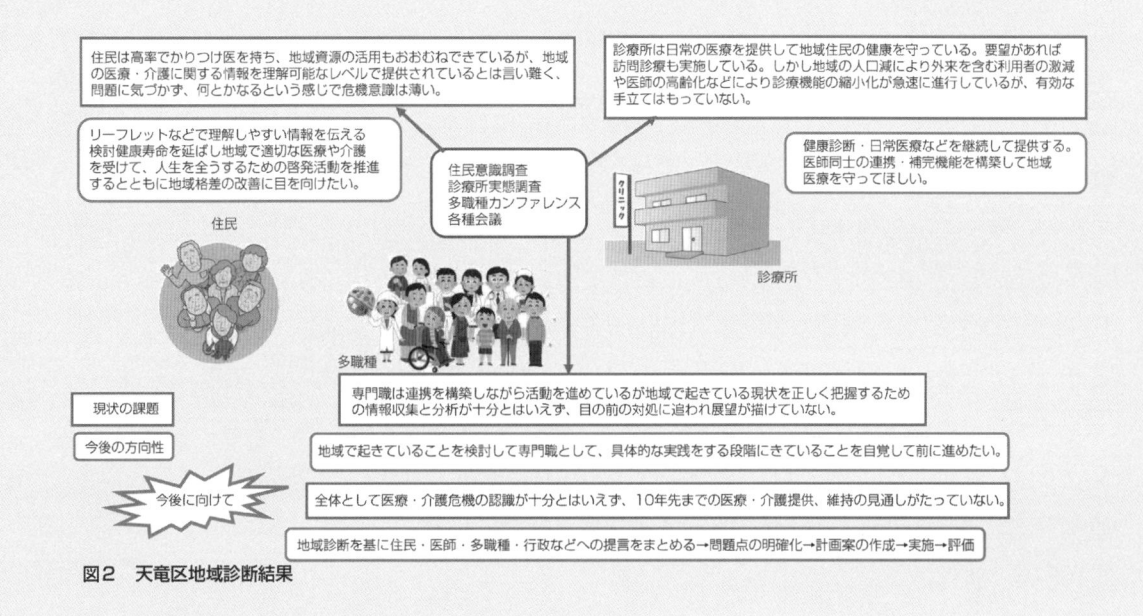

住民は高率でかかりつけ医を持ち、地域資源の活用もおおむねできているが、地域の医療・介護に関する情報を理解可能なレベルで提供されているとは言い難く、問題に気づかず、何とかなるという感じで危機意識は薄い。

リーフレットなどで理解しやすい情報を伝える検討健康寿命を延ばし地域で適切な医療や介護を受けて、人生を全うするための啓発活動を推進するとともに地域格差の改善に目を向けたい。

住民

住民意識調査
診療所実態調査
多職種カンファレンス
各種会議

診療所は日常の医療を提供して地域住民の健康を守っている。要望があれば訪問診療も実施している。しかし地域の人口減により外来を含む利用者の激減や医師の高齢化などにより診療機能の縮小化が急速に進行しているが、有効な手立てはもっていない。

健康診断・日常医療などを継続して提供する。医師同士の連携・補完機能を構築して地域医療を守ってほしい。

診療所

多職種

専門職は連携を構築しながら活動を進めているが地域で起きている現状を正しく把握するための情報収集と分析が十分とはいえず、目の前の対処に追われ展望が描けていない。

現状の課題

今後の方向性

地域で起きていることを検討して専門職として、具体的な実践をする段階にきていることを自覚して前に進めたい。

今後に向けて

全体として医療・介護危機の認識が十分とはいえず、10年先までの医療・介護提供、維持の見通しがたっていない。

地域診断を基に住民・医師・多職種・行政などへの提言をまとめる→問題点の明確化→計画案の作成→実施→評価

図2　天竜区地域診断結果

【活動の実際】

地域診断による4つの提言（A〜D）を地域に展開して実践した結果

提言【A】地域医療と公共交通

日常生活を送る上で不可欠な要素は日常の医療や介護を確保することである。住民は必要な医療を受けながら、健康寿命を延ばしたいという願いがある。一方で高齢化に伴い身体・認知活動が低下して、長く維持してきた移動手段である車の運転免許を返納することを余儀なくされ、多くの住民は受診や買い物に困難を来す、交通難民が増えているのが実態である。

我々の活動冊子に記載の地域住民215人の調査結果から85％の住民が通院の要件として公共交通が不可欠であると答えている[2] ことからも切実な要望である。

これを解決するモデルケースとしてあたご診療所の上野山庄一医師が、地域交通の改革に取り組んでいる。目標はドアツードア、自宅のすぐ近くにバス停を置き、診療所やスーパーマーケットの近くまで移動できること。まず取り掛かったのは市、自治会などと連携し既存の熊阿多古地区のバス路線を検討し、幹線以外でも利用者が一人でもいる集落にはバス停を作り、家屋前や路肩にも設置した。その結果、9人乗りジャンボタクシーの「ふれあいバス」がオンデマンド方式の事前予約で運行している。バス停の数は以前の数倍に増え、それぞれの路線で運行する曜日と便数が決まっている。

またあたご診療所では数年前から「かえるカーサービス」で診療後、自宅まで送り届けるサービスシステムを構築して運用している、「ふれあいバス」と「かえるカー」の組み合わ

せで受診者の移動を全面的に支援している。

　2021年度は「ここにもバス停がほしい」という要望に可能な限り応えるように更にバス停の数を増やしている。しかしデマンド方式であるため予約が困難，また一定の利用率を維持するなどの課題もあり，持続可能な試みへの模索は続くが，モデルケースとしての実践，検証を経て，他の地域への普及を目指している。

　実際に使っている利用者の声を拾った「バス停が近くなってうれしい」「歩く距離が短くなって助かる」「家族に頼らず診療所に行けるようになった」という歓迎の声がある，一方「2時間前までに予約するのが大変」「帰りの予約ができない」「電話をすればいいというけどそれができない」「キャンセルは1時間前にというけれどそれも難しい」など。

　システムは構築してから使いこなすまでに心配り的な支援を経て使えるものになっていく。どこの誰がどのように支援，手伝いをするか具体的な計画が必要である，実践例として，あたご診療所では予約のお手伝いをして利用者を支えている。

提言【B】医師が地域へ出向く

　住民は地区で開院している医師をかかりつけ医としている方が多い。調査ではかかりつけ医があると答えた住民は回答者802人中78.1％の高率であった[3]。高齢者が多く，移動手段の少ない地区では身近な場所でかかりつけ医を持つというのは当然のことであるが，通院要件としてかかりつけ医との信頼関係が不可欠と回答している方が71.5％の高率であった[4]。信頼できる地域の医師にかかりたいが，通院が困難となった場合にどのようにすればよいかという住民からの問いに専門職は「患者が移動できなければ医師が出向けばよい」と方針を出した。

　医師が出向く方法は往診や訪問診療であるが天竜区内で訪問診療を行っている診療所は5か所，区内全体で約200名程度の患者に年間1,000回程度の訪問，一人当たり，2か月に1回弱が提供されている[5]。往診や訪問診療は患者が動けない，病態として外来受診ができない場合であるが，中には「訪問診療をしている医師がみつからない」「医療者には自宅に入ってもらいたくない」「医療費が高くなる」などの声もあり，医師が出向く場合の困難要因にもなっている。

　次に動けるが移動の手段がない場合の方法としてオンライン診療を試みている。患者も医師も移動しなくてよい方法であるが，課題も多い。

　患者側の課題は「iPad，スマホなどがない，または使えない」「難聴があり聞き取りにくい」「器機に慣れない」医師側の課題は同じく「iPadを使っていない」「対面診療でないと必要な患者情報が得られない」「診療報酬が低くなる」「職員のゆとりがない」「薬剤を届ける手段がない」などIT（information technology）化が進んでいない中山間地域でオンライン診療が定着するには課題が山積している[6]。課題はあるが将来，使える手段の一つとし

て小規模ではあるが継続して実施している。

　その他の方法として医師が定期的に地区を巡回して診療をする。地区の中心部に診療所を新設して，地区の医師が交代で診療する。その際には職員や機器は共有するなども検討しているが，現実性のある答えを見出すには至っていない。諦めずに可能性を探りながら先に進みたい。

　専門職や民生・児童委員からは医療や介護が必要と思う住民が医療や介護に繋がっていない事例が多くあるという調査結果が得られた[7]。

　医師の高齢化や遠くまでの訪問は体力的に厳しいという声もあり，医師が出向くことも容易ではない。疾患が悪化しない前に早めに医療や介護につなげようと考え新しい実践を始めた。独自の試みで[※]地域支援看護師を作り，相談の機会が少なく，出向きにくい無医地区や人里離れた過疎地，地区の保健師の手が届かない所を対象に医療・介護相談を行い，機を捉えて必要な機関につなげることで，手遅れをなくし医療過疎の一助としたいと考えている。

　　※地域支援看護師とは天竜区独自で進めている医療・介護資源の少ない特定地域に経験豊富な看護師を配置して，地域の自治会，関連機関と連携して住民対象の相談や啓発活動を通して医療・介護の補完的な役割を担う。

提言【C】医療・介護関連情報の発信　住民への啓発活動

　住民788人の調査から地域の医療・介護に関する情報を理解可能なレベルで提供されているとは言い難く，地域の問題に気付かず「十分であり，何とかなる」と考えてる傾向にあり危機意識は薄い[8]。

　そこで情報発信として，まず緊急時の行動指針となるツールとして「困った時の連絡帳」を作成した。特徴は「医療」「介護」「生活」「わたしのこと」の4項目に絞り，簡潔な仕様でとっさの連絡ができるように考えた。多くの高齢者の使い勝手を考慮して，大きな字で厚い紙，目立つもので，保管が可能などの要件を満たすものとした。その中でも特徴は，緊急時に使える，自分の情報を記入して，他者の目に触れるようにした。困った時に自らが助けを求めることが最優先であるが，自分が意思疎通できなくなった時に連絡先がわからないと生命の危機的状況になることもある。手帳は情報の更新が可能であり，目につきやすい電話の近くにおいて使うことも考慮した。

　原則として天竜区内の65歳以上の個人に配布して使ってもらっている。ポイントは手帳をただ配布するのではなく，使い方の説明を丁寧に行い，サロンなどで包括支援センターの職員と一緒に作成したことである。普及率は高く，地域の自治会で一括して使うようにしてくれた所もある。

　住民の声は「いざという時は気が動転してどこに連絡すればよいかもわからず，オロオロ

した経験があり，これなら使えると思う」「連絡先がたくさん書いてあると探すのも大変，簡潔でよいと思う」「これなら目立つのでなくす心配がない」「一人で書くのは無理だけれど一緒に作ったので何とかできた」など好評を得ている。

　住民の医療・介護関連情報の取得に関しては，調査から情報量については40％が不足と認識している，また30％がわからないと答えているが，答えの地区は地理的に他地区と離れた最奥地で住民は，居住地のことしか知らず，比較して考えられない状況にあり，判断ができない状況であると考えられる。この地域の特徴は「これで満足」「少しは我慢もしなければ」「求めればキリがない」など現状肯定型となっている。情報の入手先はメディアが多く，次いで近隣住民や知人からとなっている，近所での立ち話や寄り合いで得る情報が多く，口コミが大きな役割を果たしている。情報の入手先は診療所，地域包括支援センターとなっていて，かかりつけ医が果たす役割が大きいことも明らかになった[8]。

　また住民への啓発活動として区内で行われ，人が集まる「〜祭り」を利用して専門職がブースを出し，テーマにそったパネルを作成して展示やパンフレットを使って，説明をするなどの活動をしている。展示例として「遠距離介護の紹介」「サロン・ロコモティブ実践紹介」「かかりつけ医をもとう」などである。

　また段階的に人生会議手帳ACP（advance care planning）の啓発活動も進めている。普及に対して主たる役割を担う専門職が自己学習を行い，住民への説明を行うべく準備をしている。高齢化が顕著である，天竜区ではACPの説明，普及には多くの工夫を要する。すでにあたご地区に関しては上野山医師が先駆的に住民への啓発活動を行い，約200名が受講した，成果を他地区への活動に活かしたい。

　また多職種向けの医療・介護情報の提供は毎年，行う各種調査結果について経年変化を含めて冊子にまとめて，情報発信をしている。また定期的に開催している，多職種合同カンファレンスや中山間地の医療・介護を考える会で報告やグループワーク討議を通して発信している。

提言【D】天竜区の資源の活用

　人的資源の活用として長きに渡って地区の診療所の医師による，健康講話を行っている。

　目的は地域住民の医療・介護に関する理解を深めるとともに知識習得などの啓発活動，地元医師との交流を図ること，住民は健康寿命を延ばし，自助・互助力を高める実践力を獲得することである。

　住民の参加が可能な会場10ヶ所程度を設営して，住民を集め講話＋ゲーム・体操などの構成で実施している。住民の参加は年間200名〜300名程度である。

　2020年度のテーマ「手足の話」「日常の健康管理」「認知症の理解」「地域医療と公共交通」「健康寿命と予防医学」など多岐にわたる。テーマの設定は担当する医師が目的に沿って決

めている。講話の終了後，アンケート調査を行い，客観的評価をしている。評価内容は5項目について点数化して集計，分析して結果は担当医師に返している。

2019年度の平均点は2.28点/4点で期待される結果を満たしている。2018年度の平均点は1.44点/4点で飛躍的に向上した。担当する医師が努力してわかりやすい話を準備してくれた成果である。聞きっぱなし，話すだけにせず，評価をすることが重要であると認識した。

2020年度はコロナウイルス感染症によって集合講話ができず，代替としてリーフレットを作成して全戸配布をした。テーマは「コロナ禍での健康維持」「ことばあそびのすすめ」「健康講座，脳卒中」「ちょっと気になる尿もれのお話」。講話とは違ってレーフレットは「手元に残り，また読むことができる」「全部の家に配ってくれたので，話を聞きにいけなくても読むことができた」など住民からは好評を得た。

講話やリーフレットを通して地元の医師との交流ができることはメリットが多い。会場で話ができたり，テーマについて診療時に話題にしたり，なにより私たちの医師，私の患者さんであるということを認識する機会となっている。

物的資源の活用については近隣病院と連携してレスパイト用のベッドの確保をした。介護支援専門員の評判もよい。

また休日救急の利用状況を調査して実態を発信している。現在，休診状況であるが多くの方が再開を望んでいる。

Ⅳ　考察

1）地域診断の有用性

地域診断を行うことで地域が抱える課題が明らかになった。地域の主人公である住民および関係者は地域の現状と課題を認識して，地域の特徴と強みを活かして，今後を予測して活動を実践することができる，つまり地域診断後の実践活動の指針となったのである。

目の前の課題に個人がバラバラに取り組むとエネルギーを使う割には結果が出ず，達成感が得られない。指針となるものを共有することで，小さな力の結集ができ，皆が進む方向にベクトルを合わせ，大きな力になることが確かめられた。

専門職から「地域診断に基づいて行えばいい」「何をやればよいかが明確になった」「できたことが小さくても達成感がある」「前に進める」「迷いがなくなった」「ポジティブに考えられる」などの声があり，地域診断を行ったことの有用性が確認できた。

地域診断の有用性とは，活動の方向性を示し，迷いが生じた時に立ち返るツールとして，活動に関わる全員が同じものを使えることである。

また診断結果を文書として可視化したことのメリットは，課題の共有化，優先順位をつけられる，対策のマネジメントができることであった。活動に関わる全ての人たちに理解して

もらうために冊子を作成して配布した。多くの方は興味と関心をもって手にとり，活動の指針として活用している。

地域診断の結果を実践に移すためには次のステップとして，具体的な形で表現しなければならない，我々は提言という形にして示した。数が多すぎても焦点が絞れず散漫になるので分担して取り組める程度の数としてA〜Dの4つにした。

長期的に取り組むことが必要と考えているので，年度ごとに具体策を設定し，評価しながら進む，つまりP（Plan）→ D（Do）→ C（Check）→ A（Action）のサイクルを回して循環を作り実践しているのである。

2）提言を実践するために必要な要素

要素の一つ目は診断に必要な情報収集と分析である，情報は多面的に捉える必要がある「住民」「医療・介護」「多職種」の3方向の情報を収集した。情報の種類は質問紙による数量的なデータとそれを裏付ける聞き取り調査などの声による質的データをもって分析した。単年の情報と経年変化の情報が合わさることで正確な診断を行った。グループワークでの専門職の意見や気づきを整理して文書化して提言の形に整理した。

要素の二つ目は関係者との協力関係の構築である，現場の最前線で住民と関わり，日々奮闘している包括支援センターの職員，医療・介護職員，行政の職員，民生児童委員，自治会リーダーなどの人たちと意思疎通を図ること。提言を実践するためには多数の人たちの協力が欠かせない，一人の小さな力を結集するにはコンセンサスが大切である。毎月1回の定例会で包括支援センターの責任者と打ち合わせを行い，現場に伝えて協力を得ている。現場からの意見の吸い上げ役割も担ってもらっている。また年度初め，年度末には医療・介護連携協議会メンバーとの協議をして目標と役割を確認している。

提言を実践するための企画，計画，まとめと評価をする役割をTZTが受け持ち，現場での実践を包括支援センターの職員の方が受け持ち役割分担をして推進している。この両輪の役割のどちらかに片寄りがあってもうまくいかない。それぞれが自覚して責任を果たすことが重要である。

要素の三つ目は視点を変えてみること，同じ方向を見続けていると発想が乏しくなり，堂々巡りになって行き詰まる。

我々は地域医療先進診療所であった，福井県高浜町和田診療所を視察し井階友貴先生の意見を求めたことで視界が開けた経験がある。また他者の力を借りることである，自分たちだけで「何とかしよう」と考えず頼れるところ，力を借りられるところを見つける。他者に迷惑をかけては申し訳ない思考から脱却して，困っていると言える気持ちをもつことの必要性を感じている。

3）実践結果の検証と今後の展望

　地域の課題は山積しているがすべてに取り掛かることはできない，まずは顕在化していることから進めている，今後は潜在化している課題にも目を向けなければならない。

　高齢化が進んだ中山間地域も視点を変えてみると悪いことばかりではなく，住民は意外な強さを持ち幸せ感は高いという感想も聞く。実践の過程で地域の強みである，互助力，経験から得た知恵と工夫，口コミによる発信力を活かすことが十分にできているとは言い難い，この強みを活かすことも考えたい。

　一方，地域の弱みでもある，資源の少なさについては区内で賄うことに固執せず，近隣地域との連携や協力関係の構築を模索したい。高齢者が多い地域で課題解決の一つとして使えれば便利な IT（information technology）の課題をどのように克服するかも検討したい。

　地域診断は一度やれば終わりではない，住民も環境も地域活動も日々変化する中で今日，決めたことは明日には古くなるのが現実である，5年を目途に見直し，修正などのアップデート（update）を行うことが求められている。提言については次の段階としてアウトカム（outcome）の設定が必要であろう。

Ⅴ　結論

　天竜区における地域診断の一連のプロセス（診断→可視化→提言→実践）は有用であった。専門職は医療・介護の課題に早期に介入して事態が悪化する前に適切な関わりをしている。住民は健康寿命を延ばすための知識や方法を習得し，専門職は地域のリーダーとして主体的に活動を進めている。

　地域診断を手掛かりに住民も専門職もどのような地域にしたいのかと自問しながら協働して，住み慣れた地域で平穏に生活したいという望みを叶えたい。

引用・参考文献
1）都筑千景：地域診断〜地域包括支援センターの活動充実を目指して〜，p.5，医歯薬出版，2020年8月
2）天竜区医療・介護連携推進事業「地域診断」実践編（その1），2020年2月，p.5
3）天竜区医療・介護連携推進事業「地域診断」，2019年2月，p.7
4）前掲2），p.8
5）天竜区医療・介護連携推進事業「地域診断」実践編（その2），2021年2月，p.41
6）前掲5），p.9
7）前掲5），p.12
8）前掲2），p.15
9）天竜区医療・介護連携推進事業「地域診断」実践編（その1），2020年2月
10）永井良三：地域医療の将来展望，医歯薬出版，2020年8月
11）高山義浩：地域医療と暮らしのゆくえ，医学書院，2016年10月
12）村上智彦：最強の地域医療，KK ベストセラーズ，2017年4月

著者紹介

上野山 庄一 　　あたご診療所院長　一般財団法人磐周医師会　副会長
　　　　　　　　静岡県静岡市生まれ
　　　　　　　　平成 2 年　自治医科大学卒業
　　　　　　　　その後，国保佐久間病院などに勤務
　　　　　　　　平成15年　医学博士を取得，あたご診療所を開設

犬塚 久美子 　　一般社団法人磐周医師会在宅医療コーディネーター

地域医療お届け隊でござる
上野山医師と仲間たち 山を走る，転がる

2025年 2 月20日　第 1 版　第 1 刷 ©

　　　　　　　　　　　　著　　者　上野山 庄一
　　　　　　　　　　　　　　　　　犬塚 久美子
　　　　　　　　　　　発 行 者　濱崎 浩一
　　　　　　　　　発行所　株式会社 看護の科学新社
　　　　　　　　　　　　http://kangonokagaku.co.jp
　〒161-0034　東京都新宿区上落合 2 -17- 4
　　　　　　　　　　☎03-6908-9005
　　　　　　　印刷・製本／株式会社スキルプリネット

Printed in Japan